河南省卫生健康委员会立项资助项目

治未病
培育稚嫩的幼苗

总主编 郑玉玲

少年儿童未病防治

主编 陈玉龙
主审 邱保国

河南科学技术出版社
·郑州·

图书在版编目（CIP）数据

治未病．培育稚嫩的幼苗：少年儿童未病防治/郑玉玲总主编；
陈玉龙主编．—郑州：河南科学技术出版社，2020.6
ISBN 978-7-5349-9731-0

Ⅰ．①治… Ⅱ．①郑… ②陈… Ⅲ．①小儿疾病-防治 Ⅳ．①R4

中国版本图书馆 CIP 数据核字（2019）第 237774 号

出版发行：河南科学技术出版社
　　　　　　地址：郑州市郑东新区祥盛街 27 号　　邮编：450016
　　　　　　电话：0371-65737028　65788628
　　　　　　网址：www.hnstp.cn
策划编辑：马艳茹　高　杨
责任编辑：高　杨
责任校对：丁秀荣
整体设计：张　伟
责任印制：朱　飞
印　　刷：河南博雅彩印有限公司
经　　销：全国新华书店
开　　本：720 mm×1 020 mm　1/16　**印张**：10.75　**字数**：150 千字
版　　次：2020 年 6 月第 1 版　　2020 年 6 月第 1 次印刷
定　　价：45.00 元

如发现印、装质量问题，影响阅读，请与出版社联系并调换。

　　奋力于抢救江河决堤洪水泛滥，不如勤谨于修补蚁穴初起。此理世人皆知，然于杜疾防病之事，人常有"不识庐山真面目，只缘身在此山中"之惑，诚如医圣仲景之感叹：人们"孜孜汲汲……卒然遭邪风之气，婴非常之疾，患及祸至，而方震栗……赍百年之寿命，持至贵之重器，委付凡医，恣其所措，咄嗟呜呼"。岐黄之术，救病治疾，疗效神奇，代有名医，人们更赞扁鹊望齐侯之色，述治病当于未入骨髓之理，叹惜仲宣未听仲景之劝，二十年后眉落命亡之验。然人们多不知扁鹊有其术远不如两位兄长之吐言，仲景推崇上工之真谛。

　　自古以来，医学所追境界，非待病成而方努力救治，更非值此之际图财谋利，而是致力于防治疾患于未起，或积极治疗疾患于萌芽早期，使黎元苍生皆登仁寿之域，彰显"医者，仁术也"！故中华人民共和国成立初期，就有"防重于治"的医疗方针。祖国医学奠基之作《黄帝内经》力倡"治未病"，详述治未病之法，深论治未病之理，钩玄治未病之要，垂范未病之则，提出了医工有"上工""中工""下工"之分。《素问·四气调神大论篇》云："是故圣人不治已病治未病，不治已乱治未乱，此之谓也。"《难经》一书，专设一章，举例而论治未病的具体运用。医圣仲景深谙岐黄之旨，深感治未病之法于内伤杂病尤为重要，故在论杂病之前，对"治未病""上工"更是建言显白，临证指归明确。治未病，仁心仁术，昭然岐黄，是名医大家之追求，为百姓群众所赞扬。治未病，代有名医，弘扬光大，迫至金元，丹溪心法，专论一篇，蔚然华章。

现代社会人们的生活节奏快、压力大，亚健康问题时有发生，亚健康越来越受到人们的关注，祖国医学治未病思想的价值也被越来越多的人所认识。故当今讲健康，谈治未病者日渐增多，有关媒体报道、书籍亦接踵而来。大浪淘沙，难免泥沙俱下，鱼龙混杂，甚至有怀图财之心者，趁此谋利，不仅未使亚健康者受益，而且玷污了祖国医学治未病的思想。

河南是黄帝的故里、医圣仲景的家乡、华夏文明的发祥地，根植于华夏文化的岐黄之术在中原大地源远流长，底蕴深厚，名医辈出，治未病思想深入人心。在河南省中医管理局、河南省中医药学会的指导下，由河南中医药大学原校长郑玉玲教授组织河南中医药大学及其附属医院和河南省中医药研究院的有关专家，以高度的责任心和历史使命感，组织编写了"中医治未病指导丛书"。该套书对不同年龄人群分册而论，另设特殊人群的未病防治，使得各类人群都能从本套书中获得对自身生理病理的认识，从而增强健康意识，获得科学、有效、实用的养生方法。

全套书科学实用、通俗易懂、条理清晰、简明扼要，各层次的人员都能看懂、学会、掌握、应用养生和常见病防治之法，使人们对治未病有法可循。此书付梓之际，欣然为序。

张　磊

2019 年 8 月 16 日

（张磊，国家第三批国医大师，时年 91 岁）

　　欣闻在河南省中医管理局、河南省中医药学会的指导下，河南中医药大学及其附属医院、河南省中医药研究院共同组织国医大师、全国中医名师、河南省知名中医专家，历时 5 年编纂的"中医治未病指导丛书"即将付梓，甚是喜悦。本人从事中医药工作 60 余载，发现我国疾病谱近年来发生了巨大的变化，糖尿病、心脑血管疾病、恶性肿瘤等慢性疾病的发病率快速上升，心脑血管疾病已不再是老年人的专利，30 岁左右发生心肌梗死、脑梗死和脑出血的患者越来越多。全球每年约有 1 600 万人死于心脑血管疾病，其中约有 50% 死于急性心肌梗死。

　　健康问题已经成为关系每个人切身利益及千家万户安康幸福的重大民生问题。所以，中共中央、国务院发布了《"健康中国 2030"规划纲要》，将推进"健康中国"建设提到前所未有的高度。2019 年 7 月 9 日，国务院办公厅又专门成立健康中国行动推进委员会，负责统筹推进《健康中国行动（2019—2030 年）》组织实施、监测和考核相关工作。《健康中国行动（2019—2030 年）》正是围绕疾病预防和健康促进两大核心，提出将开展 15 个重大专项行动，促进从"以治病为中心"向"以人民健康为中心"转变，努力使群众不生病、少生病。

　　中医提倡"治未病"，包括"未病先防""既病防变""瘥后防复"三个方面，倡导早期干预、截断病势，在养生、保健、治疗、康复等方面采用早期干预的理念与方法，可以有效地维护健康、防病治病。尤其在防治慢性病方面，中医药有着独特的优势。控制慢性病的关键在于防危险因素、防发病、防严重疾病事件、防疾病事件严重后果、防疾病事件后复发。因此，早诊早治至关重要。

婴幼儿、妇女、老年人有独特的生理特征，更是疾病易发人群，对健康保健有特殊的需求，中医药在保障老弱妇孺人群健康方面同样具有优势。本丛书从孕前期、孕期，到婴幼儿、少年儿童、青少年、中老年等都有详细的未病防治方法介绍，挖掘整理了中医药在孕产保健、儿童健康维护、老年人健康养老等方面的知识和经验，形成了针对婴幼儿、妇女、老年人疾病的中医药特色调治措施，非常难能可贵。

在此，我也呼吁人人成为改变不健康生活方式的"第一责任人"，要迈开腿、管住嘴、多运动。相信通过对本丛书的学习，您一定能有所受益，学会用更多的中医药知识来防治常见疾病。

赵步长

2019 年 8 月 29 日

（赵步长，中国中西医结合学会脑心同治专业委员会主任委员）

随着世界医学由生物医学模式向生物—心理—社会医学模式的转变，对疾病状态干预的重心已经逐渐向"预防疾病，促进健康"转移，中医学"未病先防""三因制宜"的中医个性化治疗与辨证用药模式，对亚健康状态的调养表现出了得天独厚的优势和特色。近些年随着生活水平的提高，人们对保健养生知识的需求也日趋强烈，鉴于此，身为医学教育和临床工作者，我们有责任、有义务向广大群众普及医学知识，使之真正起到帮助人们养生保健、预防疾病的作用。

本丛书是在河南省中医管理局、河南省中医药学会的指导下，由河南中医药大学及其附属医院、河南省中医药研究院的医学教授和专家编写而成的。国医大师李振华教授、张磊教授，著名中医药企业家赵步长教授，全国著名中医专家李发枝教授为本丛书的顾问；全国名老中医专家毛德西教授、邱保国教授、段振离教授为本丛书的主审。每分册的主编均具有教授或主任医师的职称，每分册的参编人员均为长期从事中医学教育和临床工作的专业人士。

我们在编写本丛书过程中，遵照"立足科普、面向大众"的原则，力争为广大人民群众编写高水平、高质量的科普健康丛书，满足民众对人体生理病理、亚健康状态、中医养生和疾病预防等知识的需求，旨在提高人民群众的健康认知水平、提高自我保健意识和能力。

本丛书共分为七册。各分册从生理病理特点、体质辨识和疾病预测、常见亚健康状态认识和干预、常见疾病的防治、中医养生调养等方面入手，全面介绍中西医对人体的认识和健康养护，突出中医治未病思想，提出中医治未病方案，使各年龄阶段人群及特殊人群都能通过阅读本丛书提高对自身生理病理的认识，增强健康意识，改变不良生活习惯，获得科学、有效、实用的养生方法。但需要特别提醒的是：书中涉及的药物及治疗方法，请在医生指导下使用。

本丛书的编写得到了河南省卫生健康委员会、河南科学技术出版社、河南省中医药学会、河南中医药大学、河南省中医药研究院、步长集团及各界人士的支持和帮助，在此一并致以诚挚的谢意。

郑玉玲

2019 年 8 月 26 日

目 录

总　论

第一节　"治未病"是中医的重要特色 …………… 002

第二节　人体的九种体质 ………………………… 004

第一章　少年儿童也见亚健康

第一节　少年儿童体质知多少 …………………… 012

第二节　少年儿童体质与疾病的预测 …………… 014

第三节　了解少年儿童亚健康 …………………… 016

第二章　少年儿童养生

第一节　少年儿童的四季养生 …………………… 036

第二节　少年儿童的饮食养生 …………………… 055

第三节　少年儿童的日常养生 …………………… 062

第四节　少年儿童的运动养生 …………………… 069

第五节　少年儿童的情志养生 …………………… 079

第六节　青春期性教育 …………………………… 087

第三章　少年儿童常见疾病的防治

第一节　少年儿童常见疾病的防治原则 …………… 096

第二节　少年儿童常见的一般性疾病 …………… 098

第三节　少年儿童常见的传染病 …………… 135

第四节　少年儿童常见的心理疾病 …………… 147

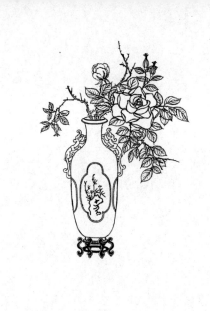

总论

第一节

"治未病"是中医的重要特色

早在《黄帝内经》就有"治未病"的预防思想。《素问·四气调神大论篇》指出："是故圣人不治已病治未病，不治已乱治未乱，此之谓也。夫病已成而后药之，乱已成而后治之，譬犹渴而穿井，斗而铸锥，不亦晚乎。"这里所谓"治未病"，是指人在未病时，也应保持健康的理念，不忘治理、调理身体。《素问·刺热篇》说："病虽未发，见赤色者刺之，名曰治未病。"此处所谓"未发"，实际上是已经有先兆小疾存在，即疾病时期症状较少且又较轻的阶段，类似于唐代孙思邈所说的"欲病"，在这种情况下，及时发现，对早期诊断和治疗无疑起着决定性作用。《灵枢·逆顺》篇中谓："上工刺其未生者也；其次，刺其未盛者也……上工治未病，不治已病，此之谓也。"书中均强调在疾病发作之先，把握时机，予以治疗，从而达到"治未病"的目的。这为后世医家对中医预防理论研究奠定了基础。《难经·七十七难》就治未病的"既病防传变"内涵做了明确的举例论述："经言上工治未病，中工治已病者，何谓也？然：所谓治未病者，见肝之病，则知肝当传之与脾，故先实其脾气，无令得受肝之邪，故曰治未病焉。中工治已病者，见肝之病，不晓相传，但一心治肝，故曰治已病也。"后代医家孙思邈等对治未病有很好的体悟、发挥，如《备急千金要方·论诊候》提出："古之善为医者……又曰上医医未病之病，中医医欲病之病，下医医已病之病。"将疾病分为未病、欲病、已病三类，这是中医学最早的三级预防概念，亦与现代预防医学的三级预防思想甚为相合。金元四大家之一朱丹溪更是充分发挥"与其救疗于有疾之后，不若摄养于无疾之先。盖疾成而后药者，徒劳而已。是故已病而不治，所以为医家之法；未病而先治，所以明摄生之理。夫如是则思患而预防之者，何患之有哉？此圣人不治已病治未病之意也"（《丹溪心法·不治已病治未病》）。

自从现代医学提出了"亚健康"的概念，人们逐渐认识到了"治未病"的价值，世界卫生组织（WHO）在《迎接21世纪的挑战》报告中指出：21世纪的医学将从"疾病医学"向"健康医学"发展；从重治疗向重预防发展；从针对病源的对抗治疗向整体治疗发展；从重视对病灶的改善向重视人体生态环境的改善发展；从群体治疗向个体治疗的发展；从强调医生作用向重视患者的自我保健作用发展。现代医家将治未病与现代一些术语、概念结合起来，更明晰、详细地阐述了治未病在生活、健康中的有关内容及意义，如祝恒琛主编的《未病学》，王琦主编的《中医治未病解读》，龚婕宁、宋为民主编的《新编未病学》等著作都从各方面对治未病进行了阐发，更彰显了治未病的意义。

全国中医药行业高等教育"十三五"规划教材《中医基础理论》专列一节对"治未病"进行了论述。书中写道，"治未病"包括三方面内容：一是未病先防；二是防止传变；三是愈后防复。对每一方面内容又进行了较为细致的说明，使大家认识到中医学的治未病思想含有现代预防医学的三级预防思想，体现了治未病学术思想的意义。

第二节

人体的九种体质

中医强调"因人制宜"，为了更有针对性地"治未病"，需要对每个人的身体基本状况有所了解。体质差异、个体体质的形成在很大程度上是由遗传所决定的，不同个体的体质特征分别具有各自不同的遗传背景，这种由遗传背景所决定的体质差异，是维持个体体质特征相对稳定性的一个重要条件。体质形成的先天因素包括先天之精（含有遗传基因）的遗传性和胎儿在母体内孕育情况等因素。明确体质状态，是为了尽可能将遗传因素的影响及在母体内生长发育过程中受到的不良影响降至最小，把"治未病"提到生命前期。

体质现象是人类生命活动的重要表现形式，其在生理上表现为功能、代谢及对外界刺激的反应等方面的个体差异；在病理上表现为对某些病因和疾病的易感性，产生病变的类型，以及在疾病传变转归中的某种倾向性，因而又有生理体质和病理体质之分。每个人都有自己的体质特点，中医学中将形神统一作为健康的标准，也将形神统一作为理想体质的标志。也就是说，理想体质是人体在充分发挥遗传潜质的基础上，经过后天的积极培育，使机体的形态结构、生理功能、心理状态，以及对内外环境的适应能力等各方面得到全面发展，所处于的相对良好的状态。

中医体质学在中医学科体系中具有十分重要的地位。中医体质学就是以中医理论为指导，研究人类各种体质特征和体质类型的生理、病理特点，并以此分析疾病的反应状态、病变的性质及发展趋向，从而指导疾病预防、治疗及养生、康复的一门学科。随着生命科学的发展，现代医学模式已从生物医学模式转变为生物—心理—社会医学模式，标志着人类对个体的研究已进入一个新的时代。

中国工程院院士、国医大师、北京中医药大学教授王琦20世纪70年代开始提出"中医体质学说"这一概念，并进行了深入研究，将中医体质理论从中医基础理论中分化出来，形成了中医体质学理论体系，将人体体质分为下面九种。

一、平和体质

该体质以体态适中、面色红润、精力充沛、脏腑强健壮实为主要特征，又称为"平和质"。平和体质所占人群比例约为32.75%，也就是1/3左右。男性多于女性，年龄越大，平和体质的人越少。

形体特征：体形匀称、健壮。

心理特征：性格随和开朗。

常见表现：面色、肤色润泽，头发稠密有光泽，目光有神，鼻色明润，嗅觉通利，味觉正常，唇色红润，精力充沛，不易疲劳，耐受寒热，睡眠安和，胃口良好，二便正常，舌色淡红，苔薄白，脉和有神。对自然环境和社会环境适应能力较强。

发病倾向：平时较少生病。

二、阳虚体质

该体质特征和寒性体质接近，阳气不足，有寒象。

形体特征：面色㿠白，形体白胖。

心理特征：内向沉静，精神不振。

常见表现：疲倦怕冷，唇色苍白，少气懒言，嗜睡乏力，男子遗精，女子白带清稀，易腹泻，排尿次数频繁，性欲衰退。阳虚体质的人平素畏冷，手足不温，易出汗；喜热饮食，精神不振，睡眠偏多。

发病倾向：肥胖、痹证、骨质疏松、痰饮、肿胀、泄泻、阳痿、惊悸等。

三、 阴虚体质

该体质者阴血不足，有虚热或干燥之象。

形体特征：体形瘦长。

心理特征：多性情急躁，外向好动，活泼。

常见表现：主要是手足心热，易口燥咽干，口渴，喜冷饮，大便干燥，或见面色潮红，两目干涩，视物模糊，皮肤偏干，眩晕耳鸣，睡眠差，不耐热邪，耐冬不耐夏，不耐受燥邪。

发病倾向：结核病、失眠、肿瘤、咳嗽、糖尿病、内伤发热等。

四、 气虚体质

人体由于元气不足引起的一系列病理变化，称为气虚。所谓气，是人体最基本的物质，由肾中的精气、脾胃吸收运化水谷之气和肺吸入的清气等结合而成。气虚体质是以元气不足，气息低弱，机体脏腑功能状态低下为主要特征的一种体质状态。

形体特征：形体消瘦或偏胖。

心理特征：性格内向不稳，喜欢安静，不喜欢冒险。

常见表现：体倦乏力，面色苍白，语声低怯，常自汗出，且动则尤甚，心悸食少，舌淡苔白，脉虚弱，气短，懒言，咳喘无力；或食少腹胀、大便溏泄；或脱肛、子宫脱垂；或心悸怔忡、精神疲惫；或腰膝酸软、小便频多，男子滑精早泄、女子白带清稀。

发病倾向：肥胖症、内脏下垂、排泄不适度、慢性支气管炎、慢性盆腔炎等。

五、 痰湿体质

该体质是目前比较常见的一种体质类型，当人体脏腑、阴阳和气血津液运化失调，易形成痰湿时，便可以认为这种体质状态为痰湿体质，多见于肥胖者或素瘦今肥者。

形体特征：形体肥胖，腹部肥满松软。

心理特征：性格偏温和、稳重，多善于忍耐。

常见表现：面部皮肤油脂较多，多汗且黏，胸闷，痰多，面色淡黄而暗，眼睑微浮，容易困倦，平素舌体胖大，舌苔白腻或甜，身重不爽，喜食肥甘甜黏，大便正常或不实，小便不多或微混。

发病倾向：高血压、糖尿病、肥胖症、高脂血症、哮喘、痛风、冠心病、代谢综合征、脑血管疾病等。

六、 湿热体质

湿热体质是湿热长期蕴结于体内，脏腑经络运行受阻的一种体质状态。

所谓湿，有外湿和内湿的区分。中医认为脾有"运化水湿"的功能，若体虚消化不良或暴饮暴食，吃过多油腻、甜食，则会使脾不能正常运化而致"水湿内停"；且脾虚的人也易招来外湿的入侵，外湿也常因阻脾胃使湿从内生，所以两者是既独立又关联的。

所谓热，则是一种热象。而湿热中的热是与湿同时存在的，或因夏秋季节天热湿重，湿与热合并侵入人体，或因湿久留不除而化热，或因"阳热体质"而使湿"从阳化热"。

形体特征：形体偏胖或消瘦。

心理特征：急躁易怒。

常见表现：肢体沉重，发热多在午后明显，并不因出汗而减轻，皮肤经常出湿疹或疔疱，关节局部肿痛，脘闷腹满，恶心厌食，口苦，口渴，食欲差，或身目发黄，或发热畏寒交替，尿频、尿急，涩少而痛，色黄浊，便溏稀，腹痛腹泻，甚至里急后重，泻下脓血便，肛门灼热。

发病倾向：皮肤病、肝炎、胆结石、尿路感染、盆腔炎、阴道炎、出血、腰背痛等。

七、 血瘀体质

该体质主要是血行迟缓不畅，多半是因为长期情志抑郁，或者久居寒冷地区，以及脏腑功能失调所致。

形体特征：形体偏瘦。

心理特征：性格内郁，心情不快易烦，急躁健忘。

常见表现：面色晦暗，皮肤偏暗或色素沉着，有瘀斑，易伴疼痛，口唇暗淡或紫，舌质暗，有瘀斑、瘀点，舌下静脉曲张，脉细涩或结代；眼眶、鼻梁暗黑，易脱发，肌肤发干、脱屑，痛经，经色紫黑、有块。不耐受风邪、寒邪。

发病倾向：高血压、中风、冠心病、痛风、糖尿病、消瘦、痤疮、黄褐斑、肿瘤、月经不调、抑郁症、偏头痛、眩晕、胸痹、癥瘕等。

八、 气郁体质

当气不能外达而结聚于内时，便形成"气郁"。中医认为，气郁多由忧郁烦闷、心情不舒畅所致。长期气郁会导致血液循环不畅，严重影响健康。

形体特征：形体消瘦或偏胖，面色苍暗或萎黄。

心理特征：平素性情急躁易怒，易激动；或忧郁寡欢，胸闷不舒。

常见表现：胸胁胀痛或窜痛；乳房及小腹胀痛、月经不调、痛经；咽中梗阻，如有异物；或颈项瘿瘤；胃脘胀痛、泛吐酸水、呃逆嗳气；腹痛肠鸣，大便泄利不爽；头痛眩晕。

发病倾向：抑郁症、失眠、偏头痛、胸痛、肋间神经痛、慢性咽喉炎、慢性结肠炎、慢性胆囊炎、肝炎、经前期紧张综合征、乳腺增生、月经不调、痛经等。

九、 特禀体质

该体质是由于先天禀赋不足和禀赋遗传等因素造成的一种特殊体质，包括先天性、遗传性的生理缺陷与疾病，以及过敏反应等。

形体特征：无特殊，或有畸形，或有先天生理缺陷。

心理特征：因禀质特异情况而不同。

常见表现：容易过敏。患遗传性疾病者，有垂直遗传、先天性、家族性特征；患胎传性疾病者，有母体影响胎儿个体生长发育的特征。适应能力差，如过敏体质者对季节变化适应能力差，易引发宿疾。

发病倾向：过敏体质者易对药物过敏，易患花粉症；遗传疾病，如血友病、先天愚型及中医所称"五迟""五软""解颅"等；胎传疾病，如胎寒、胎热、胎惊、胎肥、胎痫、胎弱等。

了解体质可使我们在治未病中更具有针对性、可操作性，使治未病这一理论显得更有意义。

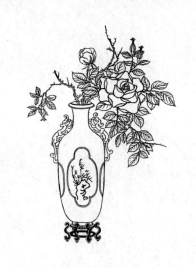

第一章

少年儿童也见亚健康

第一节

少年儿童体质知多少

体质是人类个体生命过程中，在先天遗传和后天获得的基础上表现出的形态结构、生理功能和心理状态方面综合的、相对稳定的特质。换句话说，人之所以不同是因为体质有所差异。

一、 少年儿童体质的特点

因为体质是由先天遗传与后天培养共同构成的，所以体质的差异及改变与先天、后天因素相关。明代医家万全所著的《幼科发挥·胎疾》指出："父母强者，生子亦强，父母弱者，生子亦弱。"可见体质的构成来源于父母之精，与父母的遗传基因有关。影响体质的后天因素主要包括：生活环境、社会因素、年龄、饮食习惯、地理环境、疾病等。少年儿童处于生长发育的特殊时期，体质特点与成人有诸多差异，主要包括以下几个不同点。

（一） 不足性

少年儿童无论是物质基础还是功能活动均属不足，也就是说少年儿童体质状态与成人相比具有相对不足的特点。这种特点一方面促使少年儿童体质状态不断向成熟完善方向发展，另一方面导致少年儿童较成人对邪气的抵御能力低，更易因邪气致病。明代医家万全认为少年儿童在五脏六腑、气血津液皆不足的基础上，表现出脾、肺、肾尤为不足，而心、肝相对有余的体质状态。

（二） 易变性

少年儿童的体质状态总体来说较成人更容易发生变化，因为此时少年儿童正处于生长发育阶段，形态结构、生理功能、心理状态正经历着一个日趋成熟的过程。在这一过程中，少年儿童体质状态随着年龄的增长而发生变化；少年儿童体质特征较成人更易受环境、气候、饮食等诸多因素的影响而产生变化。中医学认为：饮食、护养、用药不当等皆可使少年儿童体质发生改变。

（三） 可塑性

正因为少年儿童体质状态具有不足性和易变性两大基本特点，所以其还具备很强的可塑性。因此，我们平时要针对其成因，做好调理保护。如果调理得当，可使少年儿童保持良好的体质状态，健康成长；若失于调理，则可能导致体质状态出现异常，容易感邪患病。

二、 少年儿童体质的分型

少年儿童体质存在个体差异性，这种差异性是可以通过分型来概括的。目前被普遍接受的5种分型为平和型、滞热型、气虚型、阴虚型、气阴两虚型。

（1）平和型：面色红润，毛发光泽，双目有神，活泼强健，发育良好，精力旺盛，能耐寒热，饮食、睡眠正常，二便调和，舌淡红，苔薄白，脉缓和有力。

（2）滞热型：面色潮红，舌色红，苔色黄厚或腻，脉滑数，大便干，嗜肉脂、甜食。

（3）气虚型：面色萎黄，舌色淡，舌体胖有齿痕，苔薄白，脉细，自汗乏力，大便溏而不泻或成形，便次多（2~3次/天）。

（4）阴虚型：形瘦，面色红赤，声高神旺，恶热喜凉，口燥咽干，午后潮热，手足心热，尿黄便结，病则易发高热，舌红苔黄或少苔。脉象有力或略带数。

（5）气阴两虚型：常见形体偏弱，面色少华，气短声低，身倦乏力，少动懒言，哭声较低，自汗易感冒，食欲缺乏，睡眠不佳，大便多不成形，小便多清，易患泄泻、厌食等。舌淡、苔少或花剥，脉象多细弱等。

第二节

少儿儿童体质与疾病的预测

一、 少年儿童体质与疾病易感性的关系

少年儿童与成人相比体质状态具有不足性，故抵抗力较差，较成人更易患病。中医理论的"同气相求"是指具有相似性质的事物之间存在一种相互类聚、相互亲合、相互同化、相互融合的现象。特异体质与相应病邪之间，就存在着这种"同气相求"现象。不同体质的人对病邪的反应也不一致，如湿邪侵犯人体，平和体质者若发病则表现为湿证；阳热之体得之，则从阳化热，而为湿热；阴寒之体得之，则从阴化寒，而为寒湿。例如在同一地区、同一场流行性感冒中，表疏者则鼻塞流涕、恶寒发热、肢体酸痛；内有蕴热者则发热汗出、头痛、口渴咽痛；痰湿重者则咳嗽痰多，胸脘痞闷、寒热不爽。为什么同一致病因素，同一地区发病，不同的人身上会显示出不同的临床症状呢？这显然是因为不同的人有不同的体质，邪气侵犯了不同部位，发生不同转化而造成的。

"胖人多湿"，肥胖的孩子易患湿疹、腹泻、喘息；燥热体质的孩子易患乳蛾、口疮口糜；阳盛质的新生儿易患红臀、痱子；阴盛质的孩子易患水肿。体质正常的孩子不容易发生复感；体质异常尤其是阴虚质、气阴

两虚质的复合体的孩子较容易发生复感；胃热、肾虚型体质孩子易患龋病。由上可知，异常的病理体质是其相关疾病发生的背景和基础。如在疾病发生之前能改善其体质，可预防疾病的发生。

二、少年儿童体质与疾病证型的相关性

中医治疗疾病的特点是辨证论治，证是中医学中的一个重要概念，是机体在疾病发展过程中某一阶段的病理概括，能反映疾病某一阶段病理变化的本质。《内经》十分重视体质差异与辨证的关系，有"诊病之道，观人勇怯，骨肉皮肤，能知其性，以为诊法也"的说法。体质与病症的联系表现在，疾病态的体质是疾病与各型体质并存的状态，潜病态的体质又表现为对相应病症的易患性。体质是辨证的基础，体质决定疾病的临床证候类型。因体质不同，虽同一病因，却病变各异，病证悬殊，立法施治亦大不相同。例如：同是感受湿邪，平和体质者发病则表现为湿证；阳热之体得之，则从阳化热，而为湿热阴寒之体得之，则从阴化寒，而为寒湿。

三、少年儿童体质与疾病的防治

中医对疾病的治疗分为"治未病"和"治已病"两个方面。治未病又包括未病先防和既病防变。通过对少年儿童体质特点及对体质与疾病易感性的认识，我们可以在疾病发生前，留意少年儿童体质状态是否存在异常。采取相应的手段，如改善生活起居、调节饮食、加强锻炼、调摄精神、药物干预等，使少年儿童体质始终处于健康状态。另外，疾病发生后传变与否，虽与邪之强弱、治疗是否得当有关，但主要还是取决于体质因素。如果孩子体质强壮、正气充盛、抗病力强，发病后，即使病情急剧也不易传变，病程亦较短暂。若体质虚弱、抗病无力，则邪深入，病情多变，甚至可发展为重证或危证。而且体质虚弱者在正虚邪退的后期，身体不易康复，或发展为慢性疾病。此外，证候由寒转热或由热转寒，由实转虚或由虚转化为虚实兼夹等，亦是取决于体质因素。所以调理体质对疾病

的预防具有十分重要的意义。

对已病的治疗，强调把握疾病的本质。临证将证与辨相结合，提高疗效，增强体质，达到预防复发的目的。在疾病的治疗中，应把患者的体质状态作为立法、处方、用药的重要依据。例如，同样是感受寒湿阴邪，属阳虚体质者，易从阴化寒，当用温阳祛寒治法，用药如附子、干姜、肉桂等；属阴虚体质者，易从阳化热，治用清利之法，用药如黄柏、薏苡仁之类。体质不同对药的反应或敏感性亦不同，故用药剂量也应因人而异。一般而言，体强者，对药物耐受性亦强，药量可大，药力可峻；体弱者，耐受性差，药量宜小，药力宜缓。

"治病求本"，体质是临床处方、辨证用药的重要依据之一。清代著名医家吴塘主张：少年儿童的精血、津液等物质基础和他们的神气、卫外功能不足，阴亦不足，阳亦未充，所以治疗少年儿童以护阴为要，然亦当护阳。古代医家对不同体质少年儿童的感冒证治也早有论述，并制定了不同的方药。例如：气虚感冒之参苏饮证，阴虚感冒之加减葳蕤类汤证，阳虚感冒之再造散证，血虚感冒之葱白七味饮证皆是依体质而辨证用药的典范。

第 三 节

了解少年儿童亚健康

一、 你的身体健康吗

为更好地理解亚健康的定义，首先我们必须明确什么是健康，判断健康的标准是什么。不同的社会状况对健康有不同的要求，当生产力水平低下时，健康的概念就是"不得病"，只要不得病，人们就已经非常满足；当社会经济开始发展，医疗水平也逐渐提高时，人们开始有更高的要求，开始追求寿命的延长，长寿成了健康的标准；随着时代的继续发展，科技的进步，生活水平的提高，人们又发现仅有长寿依然是不够的，长寿的同时还必须有高质量的生活，能够更好地融入社会。因此，人们开始追求实现身体、精神、社会三者都完好的状态。

世界卫生组织（WHO）提出了健康新标准：健康是身体、心理、社会适应的完好状态，而不仅仅是没有疾病或身体不虚弱。"随着医学模式从传统的生物医学模式到生物—心理—社会模式的转变，这一新标准也逐渐得到了世界医学界及社会各界的认可。这一新标准把身体、心理、社会三者统一了起来，体现了人类社会的进步。1990 年 WHO 增加了"道德健康"的内容；2000 年 WHO 增加了"生殖健康"的内容。结合 WHO 衡量健康的 10 条细则及其他专家学者对健康的判定标准，我们将健康的标准列举如下。

（1）食欲良好，吃饭速度适中。

（2）善于休息，入睡较快，睡眠质量好。

（3）大小便顺畅，便后自我感觉良好。

（4）行走自如，步履轻盈。

（5）精力充沛，能从容不迫地应付日常生活和工作的压力，不感到过分紧张和疲劳。

（6）处世乐观，态度积极，乐于承担责任，对一切事物都不挑剔。

（7）口齿伶俐，思维敏捷，应变能力强，能很好地适应各种各样的环境变化。

（8）体重得当，体态匀称，站立时头、肩、臂位置协调。

（9）眼睛明亮，反应敏捷，眼睑不发炎。

（10）牙齿洁净，没有缺损，没有疼痛，齿龈颜色正常，不出血。

（11）头发有光泽，没有头皮屑。

（12）肌肉丰满，皮肤富有弹性。

（13）对普通感冒和传染病等疾病具有一定的抵御能力。

这 13 条原则包含了一定的心理健康的内容，但是随着人们对心理健康的日益重视，有关心理健康的标准更加充实起来。少年儿童阶段是从幼稚到成熟、从依赖到独立的阶段，这个阶段是以学习为主导的阶段。因此在遵循心理健康标准的大原则下，少年儿童的心理健康标准有其自身的特点。

（1）情绪稳定，有一定的安全感。

（2）在生活、学习中能很好地与人协作，拥有和谐的人际关系。

（3）能根据现实条件适时调整自己的人生目标，正视现实，很好地适应环境变化。

（4）拥有并能保持人格的完整与和谐。

（5）心理行为特点与年龄阶段相符合。

（6）在遵守集体规范的前提下，能保持自己独立的个性。

（7）对日常生活及学习充满兴趣。

（8）具有正常、合理的爱好。

随着医学专家对生殖健康认识的逐渐深入、生殖健康内容的不断扩充，人们认识到生殖健康可以影响其他方面的健康，而其他方面的健康反过来也会影响生殖健康。目前，对青少年生殖健康的研究比较深入。青少年生殖健康是成人后生殖健康的基础，随着生殖健康新概念的提出，青少年生殖健康逐渐引起人们的关注。青少年生殖健康主要是指青少年阶段生殖系统发育及其功能等方面处于一种完满状态。

"人人为健康，健康为人人"是 WHO 的战略目标，健康是人类最宝贵的财富，在实际生活中，健康就像"1"，能力、财富等全都是"0"，如果没有"1""0"再多也没有任何意义。

二、 儿童亚健康表现有哪些

本书针对的对象是 9～16 岁儿童和少年。虽然这两个阶段亚健康的表现有部分交叉，但仍有其各自的特点，故本书将儿童与青少年亚健康常见的表现分开叙述。

大部分儿童抵抗能力低下，非常容易处于亚健康状态，如不注意调理，就容易引发疾病。儿童处于亚健康状态的主要表现：脸色黄、疲倦、经常低热、容易感冒、头痛目眩、逐渐消瘦、全身肌肉酸痛、体育运动时耐力减退、生长发育迟缓等全身症状；失眠多梦、易惊醒、嗜睡、白天昏昏欲睡、夜间入睡困难、容易兴奋、早晨不起床等睡眠障碍；腹痛、食欲不振、偏食、腹泻等消化功能失调；注意力不集中、记忆力低下、心情烦躁、视力快速下降、厌学、悲观、自卑、缺乏安全感、容易偏激、缺乏合作等心理问题。

三、 少年亚健康表现有哪些

少年亚健康的表现：脸色苍白、头晕头痛、恶心、胸闷、心慌、全身倦怠乏力、视力下降、容易出汗、全身肌肉酸痛、容易感冒、体育运动时耐力变差、肥胖、长青春痘和色斑、皮肤粗糙等全身不适；记忆力减退、学习时很难集中精力、考试焦虑、学习困难等学习障碍；失眠多梦或嗜睡等睡眠失常；精神萎靡、容易悲观、对外界事物的兴趣降低、不愿与人交往、忧郁、自卑等抑郁状态；心情烦躁、情绪不稳定、喜怒无常、易惊等焦虑状态；自我控制能力差、意志薄弱、心理承受能力差、自私任性、霸道、缺乏合作精神、嫉妒心强、极端叛逆、对环境的适应能力差、感到前途渺茫、极度紧张、缺乏安全感、容易偏激、是非观念不强等性格障碍。

四、 少年儿童的心理发展

少年儿童正处于快速成长时期，他们在体格发育的同时，心理也在发生着剧烈的变化；这一时期也是人格形成和发展的时期。但心理健康的指标不如生理健康的指标客观，因缺少客观的心理亚健康评定指标，很多心理问题被家长、社会，甚至少年儿童本身忽略了。症状自评量表（SCL-90）是目前应用较为广泛的症状自评量表（下表仅展示症状方面的内容）。

症状自评量表（SCL-90）

1. 头痛
2. 神经过敏，心中不踏实
3. 头脑中有不必要的想法或字句盘旋
4. 头晕或昏倒
5. 对异性的兴趣减退
6. 对旁人求全责备
7. 感到别人能控制你的思想
8. 责怪别人制造麻烦
9. 忘性大
10. 担心自己的衣饰整齐及仪态的端正
11. 容易烦恼或激动
12. 胸痛
13. 害怕空旷的场所或街道
14. 感到自己的精力下降，活动减慢
15. 想结束自己的生命
16. 听到旁人听不到的声音
17. 发抖
18. 感到大多数人都不可信任
19. 胃口不好
20. 容易哭泣
21. 同异性相处时感到害羞，不自在
22. 感到受骗、中了圈套或有人想抓住你
23. 无缘无故地突然感到害怕
24. 自己不能控制地大发脾气
25. 怕单独出门
26. 经常责怪自己
27. 腰痛
28. 感到难以完成任务
29. 感到孤独
30. 感到苦闷
31. 过分担忧

32. 对事物不感兴趣

33. 感到害怕

34. 感情容易受到伤害

35. 旁人能知道你的私下想法

36. 感到别人不理解你、不同情你

37. 感到人们对你不友好、不喜欢你

38. 做事必须做得很慢，以保证做得正确

39. 心跳得很厉害

40. 恶心或胃部不舒服

41. 感到比不上他人

42. 肌肉酸痛

43. 感到有人在监视你、谈论你

44. 难以入睡

45. 做事必须反复检查

46. 难以做出决定

47. 怕乘电车、公共汽车、地铁或火车

48. 呼吸有困难

49. 一阵阵发冷或发热

50. 因为感到害怕而避开某些东西、场合或活动

51. 脑子变空了

52. 身体发麻或刺痛

53. 喉咙有梗塞感

54. 感到前途没有希望

55. 不能集中注意力

56. 感到身体的某一部分软弱无力

57. 感到紧张或容易紧张

58. 感到手或脚发沉

59. 想到死亡的事

60. 吃得太多

61. 当别人看着你或谈论你时感到不自在

62. 有一些不属于你自己的想法

63. 有想打人或伤害他人的冲动

64. 醒得太早

65. 必须反复洗手、点数或触摸某些东西

66. 睡得不稳、不深

67. 有想摔坏或破坏东西的冲动

68. 有一些别人没有的想法或念头

69. 感到对别人神经过敏

70. 在商店或电影院等人多的地方感到不自在

71. 感到做任何事情都很困难

72. 一阵阵恐惧或惊恐

73. 感到在公共场合吃东西很不舒服

74. 经常与人争论

75. 单独一人时神经很紧张

76. 别人对你的成绩没有做出恰当的评价

77. 即使和别人在一起也感到孤单

78. 感到坐立不安、心神不定

79. 感到自己没有什么价值

80. 感到熟悉的东西变成陌生或不像是真的

81. 大叫或摔东西

82. 害怕会在公共场合昏倒

83. 感到别人想占你的便宜

84. 为一些有关"性"的想法而感到苦恼

85. 认为应该为自己的过错而受到惩罚

86. 想要赶快把事情做完

87. 感到自己的身体有严重问题

88. 从未感到自己和其他人很亲近

89. 感到自己有罪

90. 感到自己的脑子有毛病

　　该量表的应用对象原本是 16 岁以上的成人或用于精神科在临床上的应用，现在广泛应用于心理卫生领域。有些学者将该量表应用于青少年心理问题的研究上。

　　目前，我国学者制定了少年儿童心理健康量表，内容包括认知、思维与语言、情绪、意志行为、个性特征等。还有学者制定了中小学生心理健康量表，这些量表都可以参考使用。调查发现，青少年成长过程中人格障碍占据了很大的比例。具有优良的人格是少年儿童成才的一个前提，因此，我们应该重视少年儿童的心理亚健康问题。

　　青少年时期是儿童和成人之间的一个过渡时期，在此时期生殖系统快速发育成熟并具有生育能力。这一特殊时期我们一般称之为"青春期"，青春期有其独有的生理及心理特点，青春期的生殖健康状况直接影响着以后的生殖健康，而且青少年时期也容易产生其自身特有的生殖健康问题。如青少年生殖系统发育异常及功能异常；性早熟；青春期发育延迟；与月经相关的问题（痛经、经期不规则、功能失调性子宫出血、闭经等）；乳房疾病；睾丸炎、隐睾等男性青少年生殖健康问题。

五、 什么导致了少年儿童亚健康的因素

造成少年儿童亚健康的因素是多方面的，但是国内没有形成统一的标准来衡量它，国际上也没有达成共识。总的来说，亚健康状态的产生是因为人体内环境的不平衡，如代谢不平衡、营养不平衡、酸碱不平衡、激素不平衡等。导致各种不平衡的因素主要分为两大类：一是自然、社会等多种因素的间接影响；二是与人本身联系比较紧密的各种因素的直接影响。

（一）　间接影响因素

（1）自然因素：季节变化、天气变化、科技发展的同时对大自然的破坏（如气候变暖、土地沙漠化、环境污染、水资源短缺、城市垃圾的产生、噪声污染、辐射污染、化学品污染等）。

（2）社会因素：经济危机、社会中的不良风气、邻里关系不协调、缺少知心朋友、知识的快速更新给人们带来的冲击等。

（3）家庭因素：经济条件差、父母关系不好、父母的各种不良习惯导致的负面影响、家长期望值过高给孩子带来的压力、父母忙于工作而忽略了跟孩子的情感交流等。而子女的性格、生活习惯等除对父母行为的模仿外，也会受到遗传因素的影响。

（4）教育因素：学校教育方针的偏差、应试教育对少年儿童的影响等。

（5）学习环境：片面追求升学率带来的巨大压力、学习时间过长、考试成绩不理想带来的压力等。

（6）现代文明的负面影响：电脑、电视、手机、空调、汽车、高楼等在给我们带来享受的同时也带来了一定的负面影响；化肥、农药等过量

使用对人体带来了一定的毒害；噪声的增加也会对人体产生一定的影响；各种玩具给孩子带来乐趣的同时也有一定的危险性。

（二） 直接影响因素

（1）不良的饮食习惯：饮食结构不合理、偏食、暴饮暴食、好吃零食、不吃早餐、喝水不足等。

（2）不良的生活习惯：睡眠不足，生活没有规律，不喜欢刷牙等。

（3）缺乏科学的体育锻炼：运动方式不对、时间不足等。

（4）早恋对少年的心理影响。

（5）个体心理素质的差异。

（6）人体生物钟的紊乱。

上述因素或多或少会对少年儿童产生一定的影响，成为导致其走向亚健康状态的原因。

（三） 对儿童影响较大的因素

1. 学业负担过重

社会竞争日益激烈，许多望子成龙的家长把自己的梦想寄托在孩子的身上，从小学甚至幼儿园开始，孩子们就开始上各种特长班，尤其是上小学以后，学习时间明显增长，而仅有的双休日也被安排各种特长班。学龄期儿童的生活模式越来越单一、枯燥，上学、做作业、上特长班几乎成了他们每天生活的全部，学习时间甚至长达十几个小时。他们游戏的时间大大减少，天真烂漫的天性逐渐被扼杀，许多孩子因此厌学、心情烦躁、生活态度消极悲观，逐渐产生了各种生理及心理的亚健康状态。

2. 环境的严重污染

随着科技的发展，各种各样新奇先进的玩具进入了千家万户，这些玩具给孩子们带来乐趣的同时，玩具的材料中所含的有害物质也在危害着孩子们的健康。而学习时用到的许多文具，如铅笔等含有大量的铅，有些孩子有咬铅笔的不良习惯，无意中摄入了较多的铅。即使没有此习惯的儿童，也因为不良的卫生习惯而在一定程度上受到了铅的污染。另外，马路上的机动车尾气中也含有大量的铅，儿童因为身高不足，所以他们所处的呼吸带中也含有较多的铅。这些都会对他们的健康产生一定的影响。

3. 儿童的营养误区

随着人们生活水平的提高，大部分儿童都能够获取充足的营养。但是由于部分儿童偏食比较严重、父母喂养不科学、生活及饮食习惯不良，儿童营养不良的情况依然存在。据调查研究显示，我国儿童中存在较多的维生素缺乏及贫血现象，比例达到了 20% 以上。另外，饮食结构的不合理也导致许多儿童缺钙、缺锌，影响了他们的正常生长发育。当然也有很多儿童存在营养过剩的问题，导致他们过度肥胖，而肥胖也是很多健康问题的诱因。

上述原因，都对儿童的身心健康具有一定的影响。

（四） 对少年影响较大的因素

随着年龄的增长，孩子们从儿童阶段过渡到少年阶段。在少年时期，他们接触到更多的事物，学习、生活等各个方面也有了不同的改变。

据调查研究显示，导致少年亚健康的危险因素从高到低的顺序依次排列如下：①家庭经济条件差；②学习紧张、考试压力大；③睡眠时间少于8 小时；④偏食；⑤没有知心朋友。除此之外还有来自家长的压力、沉迷电脑游戏或互联网、心理脆弱、早恋、家庭不和谐、父母离异、不良生活习惯等因素。

1. 不要忽略了少年的自尊心

随着社会经济的飞速发展，人们的价值观也逐渐发生了变化。少年处于这样一个社会环境中，容易产生攀比心理。许多家庭经济条件差的学生在学校被排挤甚至被欺负，使得他们产生自卑的心理，对学习的热情也逐渐降低。如果家长没有及时发现孩子的心理变化并给予正确的疏导，就很容易导致心理亚健康。另外，家庭经济条件差的少年可能还存在缺乏营养的问题，也影响他们的正常生长发育，甚至导致一些身体亚健康症状的产生。

2. 谁应对少年的亚健康状况负责任

（1）家长的高期望。受社会上"唯成绩、唯重点学校为尊"观念的影响，许多家长想尽办法让自己的孩子进入重点学校。据研究表明，在面临重要考试的少年中，亚健康少年的比例非常高。有些学生本身成绩较差，智力发育水平也一般，在重点学校高手如云的情况下，学习相当紧张，压力较大。有些学生为了达到家长的期望，甚至牺牲自己的睡眠时间来做作业、上补习班，对身体造成了一定的影响。有些学生天资稍差，即使是加倍付出依然不能取得理想的成绩，在学校不受老师欢迎，甚至被同学看不起或嘲笑讽刺，心理承受了巨大的压力。在这种情况下，有些学生染上了抽烟、喝酒的恶习；有些学生通过早恋、上网等方式来发泄内心的苦闷。

（2）烟酒。虽然我国对少年吸烟饮酒控制力度较大，但是随着社会开放程度的提高、人们观念的不断改变，少年吸烟饮酒的比例也日渐增高。2014年中国青少年烟草调查，中国青少年吸烟率为6.9%，尝试吸烟率为19.9%，还有1.8亿儿童遭受二手烟的危害。有调查显示，曾经饮过啤酒、葡萄酒和烈性酒的青少年分别占63%、55%、12%，其中男生所占的比例明显比女生偏高。研究表明，吸烟与抑郁、焦虑等症状具有很强的相关性，吸烟的学生比不吸烟的学生患抑郁症的比例明显要高。饮酒也会提高紧张、抑郁、脾气暴躁等心理问题的发生率。不管是吸烟还是饮酒，都与学生的躯体以及心理亚健康状态密切相关。

（3）家庭不和。有些家庭父母关系不和、父母离异，给孩子的心灵造成了难以弥补的创伤，也给他们人生观、世界观的建立带来了一定的负面影响，甚至因此而造成了他们性格的扭曲，产生各种不健康的心态。有些学生甚至悲观厌世，走上犯罪道路。随着独生子女的增多，许多家长过分溺爱孩子，这些孩子往往心理较脆弱，承受挫折的能力差，生活、学习上的一点打击都能对他们造成很大的伤害。

（4）不良因素的诱惑。随着科技的发展，计算机也逐渐渗透到生活中的各个领域，许多少年自我控制能力较差，长期沉迷于电脑游戏，网络上的一些不良信息也给少年的身心带来了一定的危害。

（5）睡眠不足。少年正处于身体快速发育成长的时期，充足的睡眠是发育的基本条件。但学习的压力、外界的各种诱惑等导致他们长期处于睡眠不足的状态，很容易产生身体亚健康症状。

（6）缺少知心朋友。许多家长忙于事业无心看管孩子，他们在放学后往往被家长单独锁在家中，长期没有玩伴造成他们内心孤独寂寞，也容易造成他们在社会交往上的适应不良，对少年的身心健康都有一定的影响。

（7）运动减少。现在的学校大多追求升学率，将学生的文化课排得很满，减少了体育课的数量。学生放学后忙于做作业，周末也要上各种特长班或补习班，运动时间大大减少。有些肥胖的孩子本身就不愿运动，再加上长时间的脑力劳动，紧张的学习，来自各方面的压力，身体状态每况愈下。

六、 亚健康会影响少年儿童的一生

少年儿童是祖国的花朵，这一时期是他们身体快速发育、心理不断健全的时期。这一时期亚健康状态如得不到调整和改善，往往会严重影响到他们未来身心的健康发展。所以我们对少年儿童亚健康状态应给予足够的重视。亚健康对少年儿童的危害主要有以下几点。

（一） 影响生长发育

少年儿童时期是茁壮成长的时期。一些亚健康症状，如食欲不振、长期腹泻、睡眠障碍、代谢紊乱等往往会影响机体对营养的摄取，从而影响神经、骨骼等各个方面的发育。有研究表明，长期睡眠不足者，其人体衰老的速度是正常衰老速度的 3 倍。长期失眠者很难有良好的精神状态。据调查，2007 年有 35% 的人存在失眠问题。也有很多人处于浅睡眠状态，而浅睡眠状态的危害不亚于失眠，它会严重影响人体的智力发育、免疫力及人体正常的衰老速度。2014 年全国学生体质与健康调研在对少年儿童的睡眠状况进行了调查，发现未达到国家规定睡眠标准的中小学生比例高达 94.4%。

（二）　影响心智发育

处于亚健康状态下的少年儿童常会心情烦躁、缺乏安全感、缺乏合作精神，容易偏激、多疑、自卑甚至悲观厌世，对周围事物缺乏兴趣。这些往往会给他们性格的完善带来很大的负面影响，使他们产生这个年龄段本不该有的烦恼，致使他们逆反心理增强，产生人格缺陷，心理发育不健全的同时也会导致疾病的产生。研究发现，特定的性格与疾病有直接关系。例如：容易激动、心情抑郁、好高骛远的人容易患高血压；急躁易怒、竞争意识强、人际关系紧张的人易患心脏病及糖尿病；感情遭受挫折、长期处于紧张状态的人易患溃疡病；固执、好争吵、追求完美、嫉妒心强的人易患偏头痛；敏感、个性软弱、羞怯好哭的人易患结肠炎；幼稚、依赖性强的人易患哮喘；内向、感情淡漠的人易患湿疹；孤独、自卑感强烈、家庭不和的人易患关节炎；自尊心强、责任心重、固执刻板的人易患抑郁症。而且少年儿童的自我控制能力比较差，容易染上一些不良的习惯，如吸烟、酗酒、吸毒、斗殴等。这些不良习惯严重影响了少年儿童正常的心智发育。

（三）　影响学习

处于亚健康状态的少年儿童常有注意力不集中、记忆力低下、厌学等表现，导致学习成绩下降；他们的反应力、想象力、创造力、接受能力等也比较差，往往受到同学们的排斥；甚至家长也会认为孩子太丢人而对他们进行嘲笑讽刺。这些都严重影响了他们的学习兴趣，致使他们自卑、孤僻、敏感，长此以往容易形成恶性循环。

（四）　埋下疾病隐患

很多疾病的发生都有一个渐进的过程，儿童时期代谢旺盛，有时候会掩盖一些疾病的早期症状，如果忽略了少年儿童的亚健康状态，一些消化系统疾病、代谢系统疾病、心脑血管疾病等容易乘虚而入。美国疾病控制与预防中心对慢性疲劳综合征的发病机制进行了探讨，研究结果表明，儿童时期身心遭受创伤（躯体虐待、情感虐待等），会为成年后罹患慢性疲劳综合征埋下祸根，而且所受创伤越重，成人后患慢性疲劳综合征的可能性越大。少年儿童长期处于亚健康状态，会导致身体器官损伤不断积累，从而导致早病、早残，影响他们的生活质量，甚至会缩短寿命，造成英年早逝的悲剧。

七、 少年儿童亚健康调养原则

我国传统医学对亚健康状态的认识和处理有明显的优势。在古代，"疾"与"病"有着不同的含义。"疾"是指不易觉察的小病；而"病"在《说文解字》中的解释却是"疾加也"，即病比疾程度更严重。可以说，机体的"疾"状态，相当于现代所说的"亚健康状态"。《黄帝内经》中虽然未出现亚健康这一字眼，但却阐明了"上工治未病"的理论。《素问·四气调神大论篇》中指出病后才医就像"渴而穿井，斗而铸锥"，已经来不及了。

1992 年，世界卫生组织将"合理膳食、适量运动、戒烟限酒、心理平衡"作为健康的四大基石。《黄帝内经》提出养生，原则为"饮食有节、起居有常、不妄作劳、形劳不倦、精神内守"等。根据这些原则，结合造成亚健康的各种因素及我国现有的医疗水平，我们认为应从合理饮食、良好的生活习惯、良好的生存环境、适量运动、调适心理等方面对亚健康状态进行调养。

（1）通过合理饮食吃出健康。合理科学的饮食原则是全面、均衡、适量。

（2）生活习惯改变你的命运。世界卫生组织调查表明，人的健康状况及寿命长短与生活习惯息息相关。良好的生活方式能够改变我们的健康状态，自我保健是防治亚健康的有效方法。少年儿童应养成良好的生活习惯。

（3）为少年儿童创造一个舒适的生存环境。除养成良好的生活习惯外，我们还应尽量为少年儿童创造一个良好的生存环境。要让孩子在家里过得舒心，能很好地适应自然界的各种变化。

（4）进行适量的运动。根据自身的情况选择适合的运动量、运动时间、运动方式，运动中要避免受到伤害。

（5）积极调适心理。家庭的压力、教育的误区、社会的影响、少年儿童自身的不成熟等各个方面都很容易导致少年儿童心理亚健康，要进行适度的调适，给少年儿童一个阳光明媚的童年。

八、 少年儿童亚健康干预

少年儿童阶段是人的生命力最旺盛的阶段，从理论上来说，这一阶段的健康问题较少。但是随着社会的进步，少年儿童所受的压力也逐渐增加，亚健康也开始趋向年轻化，这一点应引起全社会的高度关注，引起学校的重视，引起家长及少年儿童的关注。要积极对少年儿童亚健康状态进行干预，主要可采取以下措施。

（一） 将学校作为亚健康干预的主阵地

少年儿童是祖国的未来，是社会发展的生力军。我国对少年儿童的健康发展高度重视。2007 年，我国出台了《中共中央国务院关于加强青少年体育增强青少年体质的意见》。在该文件中，制定了一系列增强少年儿童体质的有力措施。文件强调"建立和完善学生健康体检制度，使青少年学生每年都能进行一次健康检查"，而且要求对健康检查的结果认真统计分析，以便发现少年儿童健康状况中的突出问题，发现问题要及时采取切实可行的措施予以解决；文件还强调要"健全学生体质健康监测制度，定期监测并公告学生体质健康状况"。该文件提纲挈领，可以作为当前及今后一个时期内开展学校卫生工作的纲领性文件。《"健康中国 2030 年"规划纲要》提出要加大学校健康教育力度，以中小学生为重点，建立学校健康教育推进机制。我们把介于疾病和健康之间的亚健康少年儿童纳入学校卫生服务工作中，是非常符合这两个文件精神的，同时还能满足社会大众的需要，全面提升学生的健康素质。

学校应定期对少年儿童进行全面的健康检查，对亚健康状态进行判断，发现有亚健康状态的少年儿童要建立相应的健康档案，并有针对性地进行健康教育。由于我国对亚健康状态的全面研究开展得比较晚，因此还有许多问题没有研究清楚，人们对亚健康状态的认识不够全面，健康教育的水平也不是很高，对亚健康的诊断尚没有统一的标准，对亚健康的认识也受到人们文化程度、知识结构、认知水平等的影响，亚健康人群的健康教育也具有不同于一般人群的特点。因此要普及亚健康知识，进行健康教育还需要一个渐进的过程。

（1）健康教育是综合性很强的整体工程，除医学知识外，还涉及心理学、社会学、行为学等诸多学科。因此从事健康教育的人员除要具备扎实的医学专业知识外，还必须具有综合运用各种知识的本领，还要能够灵活机动地开展教育。

（2）亚健康是介于健康与疾病之间的一种状态，亚健康人群康复后仍存在复发的可能性。因此对亚健康人群的健康教育是一项长远且艰巨的任务，持之以恒方能达到预防亚健康状态的目的。

（3）针对亚健康人群，要采取多种方法，从多种途径进行健康教育。健康教育者与被教育者之间应该有良好的互动，寓教于乐的同时达到教育的目的。

学校是学生学习、生活的重要场所，在学校积极开展健康教育是提高全民族身体素质的重要方法，也是预防少年儿童亚健康状态的重要方法。在学校中应该开展的健康教育的主要内容有以下几点。

（1）学生健康的维护。通过宣传常规的健康教育常识，从生理及心理方面培养、提高学生的健康素质，积极开发学生的潜能和创造力，从而加强心理健康教育。

（2）早期识别具有亚健康症状的学生。对处于亚健康状态的少年儿童开展健康教育，增强他们的生活技能，倡导健康的生活方式，给予他们合理的膳食，通过体育锻炼增强他们的体质，增强他们应对挫折的能力，对他们的行为进行矫正，从而促使亚健康少年儿童向健康转归，这对他们成人期的健康保护也起到重要的作用。对亚健康少年儿童的不良转归进行有力的监测，及时采取有效措施，必要时向医生求助，尽量避免亚健康状态向疾病状态的转化。提早发现学生的亚健康症状，对少年儿童的身心发展能起到良好的保护作用，同时也将学校的卫生服务工作落到了实处，拓展了学校卫生服务工作的领域，有效减缓了众多家庭的痛苦，减轻了家庭及社会的医疗负担。

（3）加大心理辅导的力度。许多少年儿童亚健康状态源于压力过大。教师发现孩子的心理变化后，应给予足够的关心，并合理地进行引导。

（二） 培养孩子养成良好的习惯是亚健康干预的基础条件

研究表明，父母的行为教育对少年儿童的健康成长具有至关重要的作用。现代社会的很多高发病如颈椎病、肥胖症等，多是不良行为习惯所致。父母是孩子的第一位老师，孩子的模仿能力是很强的，而且孩子辨别是非的能力比较差，一味盲目地模仿，家长没有及时纠正，导致孩子养成很多不良习惯，进而影响了他们的健康。父母向孩子传递良好的生活习惯（睡眠、饮食等），是孩子健康成长的关键所在；同时养成良好的习惯，也有利于家长对自身亚健康的预防。对于因不良生活习惯造成的亚健康者，首先要做的就是逐渐纠正各种不良的习惯，如戒烟戒酒、作息规律、少吃刺激性食物等。

（三） 社会及家庭是亚健康干预的重要支持网

现代社会中有太多不良因素影响着少年儿童的健康发展，社会大众及家庭成员都应对此有足够的重视，尽可能地为少年儿童的成长创造和谐美好的环境，减少各种不良因素对他们身心的影响，积极关注他们的成长，采取科学的手段对他们进行教育。父母更要以身作则，言传身教，起到良好的示范作用。

要想很好地预防亚健康，除养成良好的生活习惯外，对亚健康有一个正确而充分的认识也是很必要的。长期以来，社会上的共识是：身体虚弱就要补，再加上保健品的广告满天飞，许多家长盲目地购买补品给孩子吃，结果造成孩子"越补越虚"。其实，营养不良是旧时代孩子较常发生的情况，现在随着经济条件的好转，很多人不是营养不良，而是营养过剩。而之所以会产生亚健康状况，很多人是由于压力大，再加上营养过剩导致代谢失常等原因所致。

我们应积极开展亚健康的宣传教育。在亚健康宣传教育中，要明白的是强壮不等于健康。机体处于亚健康状态时，免疫功能的减弱往往只是一个外在的反应。如果不注意从生理及心理等方面的调整，免疫功能会进一步下降，则会向疾病的方向发展。因此我们要认真贯彻"预防为主"的方针，努力遏制亚健康的发展态势，使之向健康的方向转化。同时也可以通过对亚健康知识的宣传，让人们逐渐了解造成亚健康的常见原因，尽量减少或避免亚健康的发生，增加对亚健康的重视程度，把握防患于未然的各种方法。

（四）　必要的心理调治与科学用药是亚健康干预的重要手段

亚健康状态的调理应该采取综合性的方法，必要时可以进行心理咨询，也可以在医生的指导下采取药物治疗，这些都是进行亚健康干预的重要手段。

在亚健康状态的研究中还有许多盲点，而对少年儿童亚健康的研究则有更多不尽之处。进一步加强少年儿童亚健康状态的防治研究将为亚健康的干预提供理论支持。因此我们应该加强对少年儿童亚健康成因、诊断标准、预后等多方面的理论研究，这也是广大亚健康研究者所面临的挑战。研究表明，人成年后的许多疾病与少年时代的亚健康状态有关，因此调整和预防少年亚健康有着至关重要的作用。在目前亚健康人群日益年轻化的形势下，我们有必要大声疾呼：应充分重视少年儿童亚健康，积极改变少年儿童亚健康状态，防患于未病。

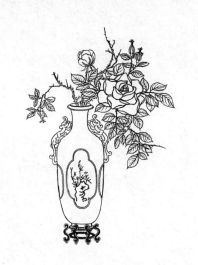

第二章

少年儿童养生

第一节

少年儿童的四季养生

　　树一年长一轮，人一年长一岁。树木有年轮，记录春夏秋冬的轮回；人有年岁，镌刻着四季变化的轨迹。四季气候变化，是自然界的正常规律，也是一切生物生长发育的基本条件，倘若违背这个规律，就要受到伤害。四季气候变化演绎出了春温、夏热、秋凉、冬寒，生物也随着这种气候变化的影响，形成了春生、夏长、秋收、冬藏的相应规律。春季阳气涌动和生发，夏季阳气成长和壮大，秋季阳气内收和敛缩，冬季阳气潜藏和休养。了解了一年一岁的道理，也就掌握了借天力还人力的一些规律。在变化的四季中，人与天地间阳气变化相和谐，与人体内部环境相平衡，即是所谓顺应自然的养生方法。这就要求人们在生活起居、精神情志等方面，要按照四季气候的不同特性来调节自己，顺应四时自然变化，来保证人体的健康长寿。这便是所谓的"智者之养生也，必顺四时而适寒暑"。

　　当春回大地、气候转暖、生机勃发的时候，应随气温而逐渐减衣，并调整作息，晚睡早起；多从事户外活动（如踏青等），使身心愉快，情志舒畅；饮食不宜过饱，少食辛辣食物。夏季炎热，阳光充沛，体热熏蒸，汗淋如雨，体力消耗较大；夏天日长夜短，睡眠容易不足，故当以午睡补充，但卧不当风、不贪凉；宜常饮水而不食生冷不洁之物；常洗浴，使皮肤疏松洁净，使体热外泄。秋季植物逐渐凋谢，生物始眠，早晚温差悬殊，宜随气温变化添换衣物，应常运动，食宜温暖。冬季寒冷，万物闭藏，人体也应该避寒就温；起居上应早睡晚起，饮食宜增加营养；并应因地制宜地加强自我锻炼，使气血流畅，筋骨强壮。

一、 春季养生

（一） 春季养生要注意防病保健

特别是初春，天气由寒转暖，各种致病的细菌、病毒随之生长繁殖，温热毒邪也开始活动，流感、流脑、麻疹、猩红热、肺炎也多在这一季节发生和流行。为避免春季疾病的发生，要做到未病先防：经常开窗，使室内空气流通，既能保持空气清新，又不给病菌滋生的机会；加强锻炼，提高机体的防病能力。

（二） 春季少年儿童要预防多种传染病

1. 甲型肝炎

春季是甲型肝炎（以下简称"甲肝"）的发病高峰期，甲肝从感染到发病，仅有短短的 30 天左右，而且传染性极强，极易暴发。65% 以上的甲肝患者起病急，多伴有发热、消化道症状（食欲缺乏、厌油腻、恶心呕吐、腹痛或腹胀），尿色加深，巩膜及皮肤黄染，肝大，黄疸病例较多。但是甲肝并发症少，不易转成慢性，病死率也较低。

在春季生活中，预防甲肝的主要措施有：一是切断传播途径，管好水源、饮食和粪便，做到饭前、便后仔细用流动水洗手；二是餐具、茶具、毛巾要单独使用，实行分餐制，使用公筷；三是不吃半熟菜，少吃凉拌菜，水果要洗净削皮，外出就餐尽量自备餐具；四是减少串门和在拥挤场所逗留的时间；五是防止过度劳累、睡眠不足、受寒和酗酒；六是与甲肝患者有密切接触者，在 1 周内应注射丙种球蛋白或甲肝疫苗进行预防。一旦染病，要及时到医院隔离治疗。

2. 腮腺炎

腮腺炎，俗称"猪头风""胖腮"等。它是由腮腺炎病毒感染引起的传染性疾病，可通过接触、飞沫等传染，3 岁以上抵抗力差的儿童和成人，均易受到感染。冬春交替季节，很容易发病。尽量减少与腮腺炎患者接触，一旦有异常现象出现，立即找医生处理。腮腺炎患者以耳垂为中心的耳垂下方肿大，伴有明显疼痛或压痛、张口困难、发热、食欲下降等症状。该病一般潜伏期为 2～3 周，先是一侧肿大，接着另一侧也出现肿大，并伴有疼痛和热感。在这段时间里，应对患者进行隔离，消肿 1 周后，就不会传染了。

3. 水痘

阳春三月，在少年儿童中很容易流行水痘。水痘是由病毒引起的传染性皮肤病，在整个发病期间，都有传染性，而且传染性很强。水痘的潜伏期多为半个月，其主要特点是：起病较急，先后出现发热、头痛、咽喉痛、乏力不适、四肢酸痛、恶心呕吐及腹痛等症状。在春季生活中，预防水痘首先要做好隔离工作。皮肤完全干燥结痂后，才可解除隔离；而接触过水痘患者的易感儿童，应隔离观察 3 周。染上水痘的患者每天要更换内衣，清洗干净后，要沸煮 30 分钟消毒；房间可以通过阳光或紫外线消毒；补充足够的水分和蛋白质，并注意家庭护理。如果皮疹瘙痒难忍，可口服抗组胺药物。皮疹痂皮未脱落时，可用温水擦洗，但不可洗澡。

4. 流感

流行性感冒，简称流感。它是由流感病毒引起的急性呼吸道传染病。患者携带的病毒，通过呼吸道排出，污染空气和生活用具，并传染给其他的健康人群。春季流感患者的主要症状有：突然发热并持续高热，体温高达 38～40 ℃，头痛、咳嗽、打喷嚏、全身酸痛无力、不想吃东西。身体健壮的患者，一般 7～10 天可恢复。体质差的少年儿童，很容易并发支气管炎、支气管肺炎、心肌炎等疾病。在春季生活中，要想预防流感应采取以下措施：第一，接种流感疫苗。接种流感疫苗是预防流感的最好方法。第二，使用药物进行预防。中成药可用板蓝根，每天早、晚各冲服 1 包。第三，可以运用其他有效的预防方法。如加强锻炼，改善体质，增强人体抗寒防病能力；随时洗手，降低流感病毒的传染性；每天开窗通风，减少室内病毒的污染；勤晒被褥，利用日光中的紫外线杀死病毒。

5. 流脑

流脑，全称流行性脑脊髓膜炎，是由脑膜炎双球菌引起的一种急性传染病。该病好发于冬末春初，儿童由于抵抗力低，更容易感染发病。暴发型患者病情发展快，伴有剧烈头痛、喷射状呕吐、颈项强直等症状，若救治不及，有生命危险。

流脑是可以预防和治愈的疾病。预防的主要措施有：一是及时给儿童接种流脑疫苗，提高机体免疫力。二是注意卫生，做好自我保健，保持室内空气流通，经常晒衣被和枕头。经常让孩子到户外活动，但在流脑发生的地区，儿童尽量不要到人多拥挤的场所。三是注意早期发病苗头，当孩子出现头痛、发热、呕吐等症状，或是皮肤、口腔黏膜或眼结膜等处出现针尖大小的出血点时，应当及时去医院请医生诊治，以防病情发展和恶化。

6. 肺炎

早春季节，温差变化较大，是病原微生物大量滋生的季节，也是肺炎和其他呼吸系统疾病的高发时期。其诱因多为上呼吸道感染、受凉。临床症状多为发热、头疼、剧烈咳嗽、咳痰，初为白黏痰，2天后可出现黄浓痰，有时可出现铁锈色痰。化验白细胞增高，中性粒细胞可达80%以上，X光片或CT片可呈现大片状或斑片状的实变性阴影，痰液中可培养出病原菌。在春季的日常生活中，预防肺炎，要加强锻炼，增强体质，生活规律，注意休息和保暖，防止感冒着凉，少到人群密集的场所，室内要经常通风，保持空气清新。对于肺炎要做到早发现、早诊断、早隔离、早治疗。

7. "三疹"

（1）麻疹。麻疹是由麻疹病毒引起的急性全身发热性传染病，一年四季均可发病，以初春为主要发病季节，患者多为小儿。麻疹主要症状有：发热，体温在39～40℃，重者可超过40℃，伴有流鼻涕、打喷嚏、眼结膜充血等症状，此期 3~4 天，称为麻疹前驱期。这时，约 90% 的患者口腔内可见有麻疹黏膜斑，据此可明确诊断。在一般情况下，发热第 4 天见疹，出疹的顺序是耳后、发际、颈部、前额，然后迅速地由上而下遍及全身，最后四肢。随着体温的逐渐恢复，皮疹也依出疹顺序而消退，出现脱屑，并留下棕色的沉着。预防麻疹的有效方法是：在麻疹流行期间，给接触过麻疹患者的易感者在 2 天内注射麻疹疫苗，与麻疹患者密切接触者应观察 14 天。

（2）风疹。春季是风疹的高发季节。风疹是由风疹病毒引起的一种常见的较轻的急性传染病。其主要症状是低热、轻度上呼吸道发炎、出疹、耳后与枕部淋巴结肿大。风疹患者是唯一传染源。患者体温一般比麻疹低，为低热或中度发热，有流鼻涕、流泪等现象。常在发热后的 24 小时内出疹，疹子先出在面部和颈部，可在一天内遍及全身，第 3 天可以融合成片，极似麻疹。但是，其疹子比麻疹小，呈浅红色，疹子从第 4 天起依次消退。退疹以后，无棕色的色素沉着斑。风疹无特殊的治疗方法，一般以对症治疗为主，并要加强护理，让孩子卧床休息，给孩子营养丰富的流质或半流质食物。风疹患者在出疹 5 天后，就没有传染性了。

（3）病毒疹。病毒疹主要在春季以飞沫经呼吸道传播。感染者多为 1~12 岁的孩子。它的主要特点是疹子出现无顺序，以胸、腹部出疹较多，其他部位少见，且皮疹消退快，最后不留痕迹。感染病毒疹时，伴有耳后、腋下淋巴结肿大。病毒疹传染性较强，感染了病毒疹，需立即住院隔离治疗。患者家里及学校教室都要进行空气消毒，且要常开门窗换气，使空气新鲜，阳光充足，以利防病保健。

8. 红眼病

红眼病是一种传染性很强的眼病，春季容易流行，主要是通过接触传染。其主要临床特点是：双眼先后发病，眼部明显红赤、眼泪多、刺痒发作、灼热疼痛、怕光、流泪、发病突然、病势迅猛，有自愈趋势。红眼病易造成暴发流行，因此加强预防是防治红眼病的根本途径。眼科专家提醒：气候转暖，孩子尽量不要聚集或少到公共场所。如果已感染上红眼病，应立即进行适当隔离；患者洗面用具、眼部用品及眼药水，应单独准备一份或放在一处，要注意消毒隔离；不用脏手擦眼睛，眼泪多时，要用干净手帕或纱布擦拭，不要擦伤眼角，更不可用手揉眼，擦过患病眼睛之后的手或毛巾不宜再擦健康的眼睛；勤剪指甲，饭前便后要洗手；室内要保持清洁、通风、光线宜暗；外出要戴有色眼镜，以免因强光与烟灰刺激而加重病情；饮食宜清淡，多食蔬菜、新鲜水果等，忌食辛辣、烧烤食品；患眼局部要勤点眼药水，睡前涂眼药膏，红肿消退后，还须每天 3 次再滴 1 周，以防复发。

9. 风湿热

风湿热往往发生在每年的早春时节，它是导致风湿性心脏病的罪魁祸首。现代医学研究认为，风湿热的发作与 A 族溶血性链球菌中的某些特型菌株有关。风湿热发作前可伴有急性扁桃体炎、咽喉炎和上呼吸道感染；患者有发热、咽痛、周身关节酸痛、乏力等表现。之后 1 ~ 3 周为临床无症状的静止期。静止期过后，患者再次出现发热、咽痛、周身关节游走性疼痛的症状。在风湿热的过程中，患者可有心率加快、心脏增大、心音改变、心脏出现杂音及心律失常等症状。风湿热如反复发作，可形成慢性风湿性心瓣膜病，如二尖瓣狭窄等，造成不可恢复的永久性损害。预防风湿热的关键在于积极防治和控制上呼吸道链球菌感染。因此，在早春时节要搞好环境卫生，使居室空气清新通畅，防止细菌生长；要加强体质锻炼，提高抗病能力；注意防寒防湿，避免着凉；发生咽喉炎或扁桃体炎时，应立即治疗。如能在 24 小时内接受治疗，则可避免风湿热发作。

10. 花粉过敏症

春季，有的孩子在晴天外出游玩时，会出现花粉过敏症。花粉过敏症的主要表现有：花粉性鼻炎（患者鼻子特别痒，突然间连续不断地打喷嚏，喷出大量鼻涕，鼻子堵塞）；花粉性哮喘（患者阵发性咳嗽，呼吸困难，有白色泡沫样的黏痰，突然哮喘，越来越重，过一会儿转缓）；花粉性结膜炎（患者眼睛发痒，眼睑肿起，有水样黏液脓性分泌物出现）。春季预防花粉过敏症，要避开春季花粉扩散的高峰期，特别是在刮风天或天气晴好的日子，家长应尽量少带过敏体质的孩子外出，选择细雨的时候外出游玩较好。

11. 桃花癣

桃花癣是一种接触性皮炎，也称过敏性皮炎，或叫颜面再生性皮炎。该病主要是由于空气中的花粉、灰尘等物质飘落在皮肤上，经日光照射溶解后，被皮肤吸收而发生的变态反应。每到春暖花开的季节，不少孩子的面部周围及双手手背常会出现一片片红斑，上面有细碎的糠状鳞屑，有的奇痒难忍，夜间尤甚。因该病在桃花盛开的季节容易发生，所以，民间给它取了个好听的名字——桃花癣。这种癣多见于儿童。预防儿童桃花癣的措施是：一方面儿童外出春游应尽量避免风吹日晒，外出归来后要把落在脸上、颈部、手背的花粉、灰尘等过敏性物质清洗干净，以减少致病的机会。在洗脸的过程中，注意不要用碱性强的肥皂，以免刺激皮肤。另一方面要多吃水果、蔬菜，以保证多种维生素的供给。一旦发病，可外用硅霜、苯海拉明霜，严重的可用皮康霜、醋酸去炎松、尿素软膏等。发病时不吃刺激性食物，如生葱、辣椒、生蒜等，以防病情加重。

二、 夏季养生

（一） 夏季少年儿童要预防中暑

夏季气候炎热，是中暑的高发季节，所以少年儿童在夏季生活中要防中暑。中暑时人们习惯喝杯冷饮或冲个冷水澡，浑身顿感凉快。然而这种凉快感不能持续很长时间，冷水刺激人体的温度感受器，感受器马上将信息报告给体温调节中枢，使体温调节中枢产生"冷"的错觉，促使大脑发布错误的指令。虽然此时皮肤毛细血管收缩、毛孔关闭、汗液分泌减少，冷水冲去体表的部分热量，冷饮也使局部温度降低，但总体上说，体内热量由于毛细血管、毛孔的收缩，分泌汗液减少，而难以及时顺利散发。所以皮肤凉爽了一阵子后，又马上觉得热了起来。因此中暑时要"以热解热"，夏日饮上一杯热茶，可以在9分钟后促使体温下降1～2℃；洗个热水澡，其效果与冲个冷水澡有着明显的不同，它可以促进皮肤毛细血管和毛孔扩张，有效地将体内热量迅速排放出去。

（二）　夏季少年儿童要预防各种皮炎

夏季应防光感类皮肤病。夏日阳光强烈，对于皮肤较白皙、对光敏感和摄入光敏物质的少年儿童来说，应防光感类皮肤病。夏季气候炎热，阳光长时间照射在皮肤裸露处，往往会引起手背、面部发红、肿胀，严重者还会发生水疱，通常称为"光感性皮炎"。其预防的主要措施是：在夏季日常生活中，注意避免光敏物质，防止日光直接照射。

夏季应防微生物感染类皮肤病。夏季气候炎热，人体出汗多，汗液浸渍皮肤，尘埃黏附，很容易导致葡萄球菌、链球菌和真菌的感染，引起毛囊炎、脓疱疮疖、体癣、汗斑。医学上将这类病称为微生物感染类皮肤病。所以专家们提醒，夏季应预防微生物感染类皮肤病。其预防的主要措施是：在夏季日常生活中，勤洗澡，勤换衣服，避免汗渍，保持皮肤清洁卫生。

夏季应防接触性皮炎。夏季气候炎热，细菌易于繁殖，如稍不注意，皮肤接触到有毒的物质，容易诱发接触性皮炎。所谓接触性皮炎，主要是指皮肤接触有毒的物质、致敏物质或某些药品所致的皮炎。其症状是：接触部位皮肤发生红斑、肿胀、水疱，自感灼热、痒或痛等。其治疗方法是：当皮肤出现红肿的时候，可以用清洁的水冲洗，再用炉甘石洗剂和醋酸氟轻松乳膏擦患处。需要特别提醒的是，有水疱者忌挑破，以防细菌感染。

夏季应防毒虫咬类皮炎。夏季气候炎热、潮湿，为蚊子、毒蛾、隐翅虫、毛虫、蠓等虫类的大量繁殖提供了良好的条件，因此，这一季节虫咬类皮炎发病率最高。人被叮咬后，皮肤会出现丘疹、风团、红斑、水疱等炎症。被有毒的虫咬伤后，应认真进行处理，有皮肤感染者，必要时可服用一些抗菌药物。

为了皮肤的健康，夏季应当做好一些预防措施：一是加强室内的通风散热，使周围环境不要太潮湿，温度不要太高；二是经常保持皮肤清洁、干燥；三是不宜穿紧身、透气性差的衣裤；四是离开空调房间到外部高温环境时，最好能使皮肤对温度变化有一个适应的过程，以免温差太大，而刺激皮肤产生皮炎。

对于已经患上皮炎的患者，应注意避免使用热水和肥皂水冲洗；避免搔抓，防止继发感染。患处用清水冲洗，经毛巾擦干后，可在医生指导下涂上含有薄荷脑或冰片的清凉止痒或含有类固醇皮质激素的霜剂。

（三） 夏季少年儿童要预防各种肠炎

夏季天气炎热潮湿，适合细菌及一些致病微生物的生长。加上人们大量饮水，冲淡胃液，消化功能减弱，往往会使胃肠的抗病能力降低。一旦摄入被污染或者变质的食物，容易发生痢疾、食物中毒、肝炎等肠道传染病，所以要特别注意孩子的饮食卫生，把好"病从口入"这一关。因此在夏季生活中，一方面要注意饮水、饮食卫生，严把病从口入关，不吃不干净与腐败变质食物，不吃霉变食物，熟食或隔夜食物在食用之前一定要加热煮透后再吃，预防食物中毒；另一方面要注意餐具的清洗、消毒、保洁，坚持饭前便后洗手，避免病菌入口。夏季预防腹泻的主要措施是：每餐饭前食用一些醋或大蒜，既能增加胃内酸度，又能帮助消化、杀菌，提高胃肠道抗病能力。

夏季宜防"电冰箱肠炎"。夏季气候炎热，许多孩子喜欢吃冰镇食品，吃时冰凉透心、浑身舒坦、令人惬意。但好景不长，往往几小时后即出现耶尔森菌病，俗称"电冰箱肠炎"。临床上的表现为：腹部隐痛、畏寒、发热、浑身乏力、恶心、呕吐、厌油、胃口不好和轻中度腹泻，严重者可致中毒性肠麻痹。

夏季"电冰箱肠炎"应以预防为主，其具体措施为：第一，将冰箱中生熟食物分开。熟食应放入加盖的容器中存放，避免细菌交叉感染。第二，存放于冰箱内的熟食取出后必须烧透再食用，以杀灭可能因污染而带入的致病菌，防止病从口入。第三，食用生拌菜必须讲究卫生。夏季制作生拌菜，宜多加一些醋、生姜和芥末等作料，它们具有较好的杀菌作用。第四，冰箱内物品存放要科学。在冰箱内应留有适当空间，以利于冷气穿透全部存品。第五，冰箱要定期消毒。一方面要每 3～4 周用稀漂白粉水或高锰酸钾水擦拭一次；另一方面要定期清洗冰箱，包括各板层，特别是过滤网，此处常常是污垢和病菌的积聚处。

（四） 夏季少年儿童腹泻忌乱用药

夏季发生的腹痛、呕吐、腹泻等，多是由沙门菌和葡萄球菌引起的。呕吐和腹泻是人体的一种保护功能，借此可将病菌和毒素排出体外。发生腹泻最好去医院就诊，遵医嘱用药，避免延误治病的时机。治疗夏季腹泻忌在家里乱用药。

（1）忌乱用止泻药。一旦发生腹泻就服用止泻药，这种做法是不正确的。因为许多肠道传染病发病初期，多伴有不同程度的腹泻，而排泄能将体内致病菌以及细菌产生的毒素排出体外，减少对人体的毒害作用。如果腹泻次数频繁、持续时间过长，出现脱水症状，可在应用抗生素和纠正脱水的前提下，酌情使用止泻药。

（2）忌随意使用抗生素。不少家长发现孩子腹泻就随意使用抗生素，这种做法不妥。肠道传染病多由大肠杆菌、痢疾杆菌、变形杆菌等引起。选用抗生素前，应先做大便细菌培养，明确致病菌种类，再选用对应的抗生素治疗。

（3）忌擅自使用止痛药。有些家长习惯给孩子用阿托品、颠茄片等止痛药来缓解腹泻时的腹痛，这很不安全。腹痛较轻者可热敷腹部，腹痛较剧者应在医生指导下选用止痛药。

（4）忌稍有好转就停药。一些家长以孩子症状为服药的依据，腹泻严重多服药，腹泻较轻少服药，稍有好转就停药。这很容易造成复发，严重者可转为慢性腹泻，给治疗带来困难。正确的服药方法是：症状全部消失后，继续用药 2～3 天。有条件者应做大便细菌培养，待转为阴性后方可停药。

（5）忌急于更换药物。有的家长让孩子用药一两天不见好转，就更换别的药物。其实任何药物治疗都需要一个疗程，至少 3 天，随便换药会适得其反。

（五） 夏季少年儿童应防哮喘

专家指出，夏季少年儿童发生哮喘的病例正在逐年增加，必须引起家长们的重视。因此，从保健的角度讲，夏季少年儿童应预防哮喘。有哮喘的少年儿童一旦遇到冷空气、冷风或摄入冷饮或冰冻食品后，就会促使哮喘发作。在使用空调的房间，空气得不到彻底更新和流通，空调机内积存的病毒和灰尘，可能诱发哮喘。空调制冷也是诱发夏季少年儿童哮喘的主要原因之一。另外，夏天里孩子大量进食冷饮，也是一个"冷"刺激。"冷"对于哮喘患者来说也是一种变应原，不论在什么季节都是哮喘的一个重要诱因，正如《黄帝内经》中提到：形寒寒饮则伤肺。

怎样预防夏季少年儿童哮喘呢？对家长来说，应该从防"冷"入手。酷暑难当时可以使用空调，但是必须注意，室内的温度与室外温度相差不要超过 5℃，更不要让孩子正对着空调的出风口。孩子在外面玩得满头大汗回到家里，情绪仍很兴奋，不要立刻进入空调房间，更不要打开冰箱拿起冷饮就喝。可以让孩子先用毛巾将身上的汗水擦干，喝一些温开水，待情绪稳定后，再享受空调。另外，空调房间每天都要彻底清扫，定时开窗换气。家长可定期找哮喘专科医生对孩子进行检查，以得到正确的指导。多让孩子进行游泳、保健体操等体育锻炼，以增强体质，减少哮喘的发作。

（六） 夏季少年儿童要预防乙脑

流行性乙型脑炎简称乙脑，是夏季的一种急性传染病。乙脑最大的特点是发病急、病情重、后遗症多，而且少年儿童是主要发病人群。幼龄尤其是 10 岁以下的儿童最为易感。夏季预防乙脑的最好方法：一是消灭蚊子，采取防蚊叮咬措施。二是在流行季节前注射乙脑疫苗。发现可疑患者，应尽快送医院隔离治疗。三是在流行地区，与乙脑患者有密切接触者、体弱儿童，可以服中药进行预防。配方为：大青叶 15 克或板蓝根 9 克、金银花 9 克，水煎服，每天服用 1 次，连续服用 3 天。

（七） 夏季度"苦夏" 四宜

"苦夏"是指进入夏季之后，有的人因身体与气候不相适应，造成自主神经功能紊乱和失调，经常会感到头昏脑涨、全身乏力、肌肉酸痛、四肢沉重、倦怠嗜睡、胸闷气短，有的人甚至低热不退，并且伴有口淡无味、食欲不佳等症状。"苦夏"虽然不是一种疾病，但却在一定程度上影响了人们的身体健康。因此，对"苦夏"要采取有力的措施，进行积极防治。在临床上，对"苦夏"还没有根治办法，必须从自我调治入手。

（1）宜加强锻炼。"苦夏"的患者多是体质虚弱、脾胃欠佳的人，一到夏天便旧病复发。因此，平时要多参加体育锻炼，以此提高机体对高温天气的适应能力。

（2）宜科学膳食。"苦夏"的初发者，一般症状较轻，脾胃虚弱不突出，表现为疲惫乏力、头晕目眩、食欲不振等。此时，只要多吃清淡食物，少吃油腻食物，症状就可以减轻，甚至消失。另外，在夏季多食用一些苦味食品，既可以降泄心火、消暑利湿，又能够祛除燥湿，健脾利胃，增强肠胃功能。

（3）宜合理用药。中医认为，"苦夏"属"湿阻脾胃"，用藿香正气散治疗，能够收到良好的效果。也可适当地服用当归补血汤、六味地黄丸等药物。如果用药后还不能使症状得到改善，可以采用消暑益阴、散寒利湿、调和胃肠的中药调治。

（4）宜注意休息。夏季昼长夜短，人体的活动量相对加大，能量消耗也有所增加。因此，应当注意休息，保证足够的睡眠时间，有条件者应安排一定的午睡时间，以便保持旺盛的精力，抵御"苦夏"的侵袭。

三、 秋季养生

（一） 秋季少年儿童防病保健原则

秋季是肠炎、痢疾、疟疾等病的多发季节，因此预防工作显得尤其重要。要搞好环境卫生，消灭蚊蝇；注意饮食卫生，不喝生水，不吃腐败变质和被污染的食物；在医生指导下可服用中药，如板蓝根、马齿苋等煎剂，对肠炎、痢疾的流行可起到一定的防治作用。

秋季总的气候特点是干燥，人们常称之为"秋燥"。燥邪伤人，容易耗人津液，常见口干、唇干、鼻干、咽干、舌上少津、大便干结、皮肤干，甚至皲裂等状况。预防秋燥除适当服用一些维生素外，还可服用一些宣肺化痰、滋阴益气的中药，如玉竹、梨、冰糖、百合、杏仁、川贝等，对缓解秋燥多有良效。

（二） 秋季少年儿童要预防呼吸道疾病

刚到立秋，有不少家长唯恐天气凉了，孩子会伤风感冒，早早就为他们添加衣服，孩子因此容易患上热伤风。常言道"春捂秋冻""若要小儿安，常带三分饥和寒"。人体体温调节是靠皮下毛细血管的收缩与扩张来实现的，不要急于多加衣服，让机体逐渐适应环境，就能减少伤风感冒的发生。

秋季养生应预防伤风。秋天早晚温差较大，气候比较干燥，空气中的湿度较低，南北的温差也较大，在气候多变的环境下，一些抵抗力或对气候变化适应性较差的少年儿童，很容易患感冒。这个季节感冒的特点常伴有皮肤干燥、口干鼻燥、咽喉干燥、咳嗽、无痰或少痰、痰液难出等一系列上呼吸道黏膜津气干燥的现象，简称为"燥象"。燥象有"温燥"和"凉燥"之分。

秋季预防感冒的具体措施为：一是注意避免感染。在气候突然变化时，应注意保暖，天凉时酌情添加衣服，睡觉时应盖好被子。若吹电风扇，需注意风量不宜太大，避免直接对着人吹。少出现在人多的公共场所，避免被传染。二是进行食疗。对于凉燥患者来说，可煮葱加淡豆豉汤，或用老姜、红糖煮水喝，喝完可以适当加衣盖被以助发汗。对于体质比较虚弱或胃口不好的患者来说，可食用热稀饭，吃完后也可以适当加衣盖被以助微微发汗。而感冒期间除非虚证明显，不宜随便吃补药，否则病情会恶化。对于温燥患者来说，应多吃阳桃、柠檬、葡萄、柚子、梨等含维生素 C 或凉润的水果。如果感觉口干舌燥或痰难出，要多喝温开水，喝水时宜先将水含在嘴巴中，再慢慢咽下去，对润喉、化痰、祛寒有一定的作用。三是及早就医。如果感觉身体不适，应及早就医，以免病情恶化。在临床用药方面，在医生指导下温燥宜选用辛凉甘润的药物，如桑叶、薄荷、菊花、杏仁、贝母、沙参、梨皮、枇杷叶等。临床上常用桑杏汤、桑菊饮等方加减治疗。凉燥应采用温润、化痰宣肺的药物，如紫苏叶、橘红、前胡、白术、百部等。临床上常用杏苏散加减治疗。四是要提前预防。早晨起床后，开窗通风。用冷水洗脸，用淡盐水漱口，再到室外散步、爬山、做操。晚上用热水洗脚，用淡盐水漱口，用开水冲泡红糖或白糖、鲜姜末喝，也可睡前饮适量开水。早、晚用食醋在房内各熏蒸一次，每次不少于 15 分钟。

（三） 秋末儿童应预防哮喘

儿童支气管哮喘的发病与气候有密切的关系。中医认为肺气通于秋，医学统计资料表明，在哮喘患者中，60% 以上在 12 岁之前发病，而 80% 以上在秋末时节发病或复发。在医学上，专家们称之为"儿童秋末哮喘"。秋季的气温和湿度容易致使室内尘螨大量繁殖、空气中的致敏成分明显增加，哮喘患儿气道内的过敏性炎症便会由此而加重，使得患儿气道处于十分敏感的高反应状态。到了秋末，虽然气温骤然下降，尘螨大量死亡，空气中致敏成分逐渐减少，但气道内的炎症及高反应状态的消退仍需要很长时间。如果遇上冷空气来临，患儿吸入寒冷的空气以后，就会导致哮喘病的发作。加上冷空气到来的季节也很容易造成病毒性上呼吸道感染的流行，因而秋末成了哮喘发作的高峰期。儿童秋末哮喘的症状，有时表现得并不典型，一般是以咳嗽为主。这种咳嗽的特点是：多在夜间出现阵发性干咳，咳嗽剧烈时，常伴有哮鸣音和气喘。患儿在咳嗽前，一般没有明显的上呼吸道感染和发热等表现。如果服用抗感染药物并进行止咳化痰治疗，往往不见好转；一旦用些平喘和抗过敏药物，咳嗽就会明显得到控制。

预防儿童秋末哮喘，重要的是弄清引起哮喘发作的致敏原。不同患者有不同的致敏因素，常见的有灰尘、花粉、霉菌及尘螨等；有些食物，如鱼、虾、蟹等海产品也是致敏源；近年研究发现，药物也是不可忽视的致敏物质。第一，应密切关注患者的生活习惯，寻找可能引起哮喘的致敏因素，并尽量避免与致敏物质接触。第二，家长要根据气候的变化及时给小儿增减衣服，夜间盖好被子，防止受凉感冒。第三，在秋季的日常生活中，要陪孩子做一些适量的体育锻炼，增强孩子的抗病能力。第四，在气候骤变时，尽早使用一些预防性的药物。由于该病容易反复发作、迁延不愈，会给患儿心理上造成不良影响，家长应积极帮助患儿树立战胜疾病的信心，加倍关心体贴患儿，使之情绪稳定、精神愉快。

（四） 秋季少年儿童应预防急慢性咽炎

急慢性咽炎是一种非常常见的上呼吸道急性炎症，常由伤风感冒引起。不少人在秋季会感到咽部干燥发痒，好像有什么东西堵塞着，不时呛咳出少量的痰液，少年儿童也不例外。其实，这就是因秋季气候干燥而引发的慢性咽喉炎。

秋季宜时常湿润口腔以防咽炎。防治慢性咽炎应做到：多饮水、保持呼吸道湿润；避免不良刺激，并经常用盐水、苏打水、硼酸水漱口，注意口腔清洁；口含薄荷片或四季润喉片、西瓜霜片。

（五） 秋季少年儿童饮食应预防胃肠道伤害

度过漫长的炎热夏季后，人们食欲大减，舌头的味觉也显得不那么敏感了。因此，在夏季日常饮食中，营养学家们倡导少年儿童多摄取些清淡而又容易消化的食物。而进入秋凉季节后，人们的食欲增加，饮食结构也发生了变化。因此，在日常饮食中，应注意养生保健，避免肠胃受到损害。从科学饮食的角度讲，秋季饮食内容的变化要循序渐进，切勿骤进大鱼大肉。人体的消化吸收功能经过夏天饮食结构的转变，进入秋凉季节后需要一个适应过程，这个过程一定要循序渐进。

（六） 秋季应注意腹部保暖

由于秋凉的刺激，容易使一些孩子原来患有的胃病复发，重者还会引起胃出血等并发症。所以在秋季生活中，患有胃病的孩子要特别注意腹部保暖。一方面多参加一些锻炼，以改善胃肠道的血液循环，增强对气候的适应能力；另一方面吃东西要定时、定量，少吃冷饮，避免过热、过硬、过辣。

（七） 舌抵上腭可预防秋燥

秋季气候干燥，不少孩子会觉得口中发干无味，甚至出现舌干燥、裂纹、芒刺等现象，这些都是津液虚耗或热盛伤阴之症。在治疗上述症状时，有一种十分简便的方法，即舌抵上腭。此法能起到沟通任督二脉的作用，使督脉上升之气化为津液，下降到口里，再慢慢咽下。经常舌抵上腭，可改善口干舌燥的状况。因此，秋季预防秋燥宜舌抵上腭。

（八） 夏秋之交应预防湿气

夏秋之交，热而多雨，湿气较重。湿邪过盛，很容易伤人致病。湿邪伤人有内、外之分：外湿多因气候潮湿、坐卧湿地所致；内湿多因喜食冷饮、贪吃生冷瓜果等寒凉之物，损伤人体阳气所致。中医认为，脾脏能运化水湿，脾喜燥而恶湿，若脾阳振奋，脾脏健运，运化水湿功能正常，湿邪则不易致病。因此，在夏秋之交，应特别注意不要在树下、河边及其他阴暗潮湿的地方长时间坐卧休息或露宿。居室和学习场所应注意通风，涉水及淋雨后应及时将身体擦干并更衣。在阴天水凉时，不要在游泳池里长时间浸泡，以防外湿入侵肌表伤人。为防内湿，切勿过量食用生冷瓜果；饮食宜清淡、易消化，忌肥甘厚腻及暴饮暴食。此外，用莲子、薏苡仁、赤小豆、白扁豆等健脾利湿之品适量煮粥食用，可护脾胃、祛湿气。

四、 冬季养生

（一） 冬季少年儿童应预防病毒疹

冬季气候寒冷，许多少年儿童的身体抵抗力较弱，容易患上病毒感染性疾病。除了全身症状外，不少孩子还同时伴有皮肤发疹的情况，即为"病毒疹"。病毒疹是因感染病毒而引起的皮肤发疹的总称。因此，冬季少年儿童应预防病毒疹。病毒疹多为红斑、丘疹，有痒痛感。其特点是发病一般较急，常常伴有发热、咽痛等上呼吸道感染症状，也有合并腹泻及食欲不振的现象。

皮疹的出现可能是内脏器官病毒感染的最早体征。所以还应密切观察后续是否会出现其他系统发病的症状，特别是胃、肠、心脏等脏器。如果出现胸闷、心率快、头痛、呕吐等症状，应及时上医院检查。经过仔细全面的检查，就会抓住造成病毒疹的"元凶"，以求达到彻底的治疗。

如果病毒疹的其他症状不明显，一般持续 5~7 天可自愈。若同时伴有发热、咽痛等症状，可煎服诸如金银花、连翘、大青叶、板蓝根、贯众、蝉蜕之类的中药，一边对症治疗，一边观察症状，直至痊愈。如果症状加重，则应及时送医院诊治。

（二） 冬季少年儿童应预防流行性出血热

流行性出血热是一种自然疫源性传染病，可能是由病毒引起的。这种病毒在很多鼠体内繁殖，并在鼠群中传播。该病毒一般通过两种途径传染给人类：一是叮咬过鼠类的小虫（如螨、蜱）叮咬人体，把病毒带入人体；二是人类皮肤的破损处沾染到了含出血热病毒的鼠类粪便。流行性出血热的特点是：起病急，突然出现头痛、腰痛、眼眶痛、皮肤和黏膜充血、皮疹等症状。经过 3~5 天，患者的体温下降，病情反而加重。随后出现低血压、休克、少尿及肾功能损伤。尿中有大量蛋白、红细胞等，还有膜状物。如抢救不及时，可危及生命。一般来说，患者过了低血压、休克、少尿这一时期，进入多尿期后，可恢复健康。出血热的治疗强调"三早一就"，即早发现、早诊断、早治疗，并就近治疗，不可随意搬运，以免加重病情。

冬季预防流行性出血热宜采取以下措施：第一，灭鼠、防鼠是消灭出血热的关键性措施。可于本病流行之前，大力开展灭鼠活动。第二，大搞环境卫生，清除杂草，除害灭病，保持室内通风干燥、清洁。第三，在流行此病的地区，将衣服的领口、袖口和裤管扎紧，防止螨类进入衣内，必要时应涂抹防护药膏。第四，注意饮食及个人卫生。在流行此病的季节里，内服中药可保护易感人群，必要时可用出血热疫苗预防注射。

（三） 冬季少年儿童抗寒防病三宜

第一，宜常喝姜枣汤。用 10 枚大枣、5 片生姜，加水适量，煎浓汤，晚上经常喝，可以增加人体的抗寒能力，减少患感冒及其他疾病的概率。第二，宜在床头摆放橘子或薄荷油。床头摆放一些橘子，可以预防鼻炎，睡前剥几瓣橘子吃，能化痰止咳。薄荷气味四散，有治头痛、鼻炎的功效。第三，宜夜卧桑菊枕。以碎桑叶和菊花作为枕芯，可使人头脑清醒，防止感冒，患感冒的人也容易早愈。

（四） 冬季少年儿童保健应预防低体温症

冬天严寒刺骨，体温过低会导致残疾或死亡，这是由于人们低估了寒冬的危险。少年儿童身体损失热量的速度比成年人快，更容易发生低体温症。要想预防低体温症，应做到以下几点：一是要适当地穿衣服。尽量穿轻便、宽松、多层次的衣服，下身不要穿太紧的衬裤和防风罩裤，这样既可以抵挡寒风，又不影响透气。穿衣时还要根据天气变化适当增减。因为人体的热量可经颈部散发掉，冬季出行时最好佩戴帽子与围巾。二是适当饮食。节制饮食的人和特别瘦的人比一般人容易发生"低体温症"。因为他们体内缺少由脂肪细胞提供的"隔热层"，所以应适当增加高能量饮食摄入。三是保持干燥。水分蒸发时吸收热量，使人体温度迅速下降。要设法穿得轻便些，行走慢一些，以减少体内水分蒸发。四是防止脱水。这一点在锻炼时特别重要。出汗和呼吸消耗了体液，减少了血容量，而大脑和心脏不能在缺氧的血液下充分活动。专家们建议：在进行户外活动之前，要饮用足量的液体。

（五） 儿童预防肥胖宜在冬季

中医认为，儿童脏腑娇嫩，脾胃消化功能尚不健全，饮食稍过量，便会食滞伤脾，引起消化功能紊乱、脾运不佳、湿浊不化，使脂肪储存在体内形成肥胖。因此在满足小儿生长发育所必需营养的基础上，孩子冬季的饮食要做到"略带三分饥"。儿童得了肥胖症，不仅容易早发成人病，而且还会影响智力发育。现代医学研究认为，冬季是预防儿童肥胖和肥胖儿童减肥的最好季节。在寒冷的冬季里，家长要正确引导孩子到户外锻炼，如进行跑步、打球、舞蹈、体操等有氧运动，以有效地减肥。

（六） 冬季少年儿童宜进行日光浴锻炼

正在生长发育的少年儿童需要进行一定的日光浴锻炼。特别是在冬季和初春，适时适量晒太阳，对皮肤、内脏、血液循环、中枢神经的调节及活动的准确性都大有神益。冬季少年儿童进行日光浴锻炼有以下好处：一是增强机体抗病能力，有效地防治小儿佝偻病。日光中含有红外线和紫外线，皮肤或皮下组织能将吸收的红外线转化为热能，可以升高组织温度，促进新陈代谢，加速血液循环，增强机体抗病能力。紫外线则能将小儿皮肤内的7-脱氢胆固醇转变为维生素 D，具有调节钙、磷代谢，促进肠道对钙、磷的吸收和骨组织骨化的作用，能有效地防治小儿佝偻病。二是可以增强人体的新陈代谢，清除有害物质。紫外线具有很强的杀菌消毒作用，适量的紫外线照射，可以使少年儿童的神经产生兴奋，促使某些激素分泌，加快人体的新陈代谢。紫外线还能刺激肝酶分解毒物，帮助人体清除有害物质。三是可以促进少年儿童心理和生理健康。冬天连绵的阴雨风雪会使很多少年儿童感到浑身不舒服、心情忧郁。一旦天气转为晴好，孩子沐浴在和煦的阳光下，就会感到神清气爽。每天晒一个小时日光浴，可促进孩子的心理和生理健康。

第二节

少年儿童的饮食养生

吃是生活中的头等大事，也是人生在世亘古不变的主题。有人吃得红光满面、健健康康；有人吃得脑满肠肥、疾病缠身。有的孩子娇生惯养，却体格羸弱，面黄肌瘦；有的孩子粗茶淡饭，却生龙活虎，精神盎然。要想孩子吃得营养、长得健壮，还得多从饮食上下功夫。

一、饮食结构很关键

一般进食原则是以谷类为主食，同时多吃蔬菜、水果、乳制品、豆制品、鱼、禽、蛋、肉等。不管什么年龄段的少年儿童，都应注意饮食要低盐、低脂、低糖，同时还要摄入足量的碳水化合物。

（一）各种营养素必不可少

蛋白质是人体生长发育中极为重要的物质。人体从细胞到器官，各部位的生长发育、功能发挥都需要蛋白质的参与。缺乏蛋白质会影响细胞分化、损伤修复、激素调节等方面，也很容易导致免疫力下降，病邪乘虚

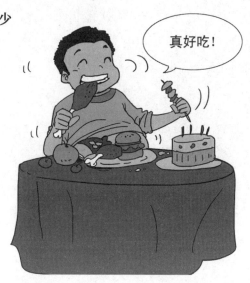

真好吃！

而入。

碳水化合物是人体组织结构的重要组成成分。专家指出，每人每天平均要摄取 300 克谷物才能保证足够的营养。

脂肪是人体能量的提供者，是人体不可缺少的组成部分，是大脑活动必需的物质。它是人体重要的能源储备，能为胚胎期、哺乳期的人体提供充分的营养供应。从青春期开始，女性体内的雌激素就开始抓紧运输和储藏脂肪，从而为将来孕育后代打下坚实的基础。但是青春期的少女逐渐开始注重自己的体型，许多少女为了让自己变苗条，往往采取节食的方式，尤其是非常注意控制对脂肪的摄入，这样会使体内的脂肪比例较低，无形中影响了卵巢发育及排卵周期，成为形成日后不孕的一个原因。

人体对微量元素的需求量虽然不大，但微量元素却是人体健康发育不可缺少的成分之一。微量元素的种类有很多，人体对不同微量元素的需求也不一致。任何一种微量元素的缺乏都会导致人体出现健康问题。

（二） 铁很重要

我国少年儿童缺铁的现象比较严重，很容易出现一些贫血的症状。少年儿童在贫血初期，往往只是出现学习时注意力不集中、疲乏无力、脸色苍白、情绪急躁、容易感冒等状况，这些轻微的症状没有得到足够的重视，进一步发展就会导致严重贫血。当出现初期轻微症状时，可以及时吃一些补血的食物来调整这种状态。含铁比较丰富的食物有动物肝脏（如猪肝、鸡肝等）、瘦肉、蛋黄、黑木耳、蘑菇、海带、芝麻酱、芹菜、黄豆等。铁的吸收利用需要维生素 C 的参与，富含维生素 C 的食物有橘子、大枣、杏子、山楂等新鲜水果；番茄、青椒、生菜、苦瓜等新鲜蔬菜。造血过程中还需要铜的参与，铜不足会影响铁的吸收，影响血红蛋白的合成。富含铜的食物有：豆类、核桃、鱼、菠菜、杏仁、牛奶、蛋黄、花生、葵花子、茄子、芝麻等。还可以适当多吃一些富含蛋白质的食物，如奶类、鱼虾类、豆类、蛋类、肉类等。

（三） 钙影响了人的一生

我国少年儿童缺钙现象比较严重，营养学家认为人体所需钙量的标准为：9 岁以下学生每天需 800 毫克，10～15 岁学生每天则需 1 000～1 200 毫克。但我国许多少年儿童每天钙的摄入量仅达标准的一半左右。一个原因是日常食品如面粉、蔬菜等提供的钙量较少，偏食也会影响孩子们对钙的摄入。而且随着生活水平的提高，汽车成了许多家庭的代步工具，少年儿童晒太阳的机会少了；再加上现在少年儿童课业繁重，很少有时间进行户外活动，体育锻炼时间也明显不足。有些女孩为了减肥而过度节食，也会影响钙的摄入。钙摄入量的不足会影响少年儿童的生长发育，出现发育迟缓、脸色不好、容易生病等诸多现象。钙还可以缓解眼周肌肉的紧张，此时应让孩子多吃一些含钙丰富的食品。

老年人许多疾病的产生与钙质流失有关，如果从少年儿童时期开始，在日常饮食中就注意摄取足够的钙，不仅有利于少年儿童的骨骼发育，还可以很好地预防许多老年疾病。少年儿童正处于快速发育的时期，具有很强的可塑性，如果不注意形体的发育，很容易产生骨骼发育的问题。在骨骼发育的过程中，起关键作用的是钙、维生素 D 及维生素 K。钙和维生素 D 能增加骨密度，维生素 K 能协助活化人体骨细胞，从而增加骨质与钙的结合力和骨质密度，进而强化骨骼，有效地减缓骨质疏松症。除了食用富含钙、维生素 D、维生素 K 的食物外，还要多食富含蛋白质及磷、钠、镁等矿物质的食物，食用适量的醋，少吃盐，才能更有效地维持骨骼健康。

富含钙的食物有：乳制品、豆制品、小鱼、小虾、芝麻酱、海带、紫菜、绿叶蔬菜等；富含维生素 D 的食物有：牛奶、牛肉、蛋黄、动物肝脏、含脂的鱼（如沙丁鱼、鲑鱼、鲱鱼等）及这些鱼的鱼油；富含镁的食物有：海鲜、肉类、苹果、香蕉、海带、芝麻、小麦、葵花子、深色绿叶蔬菜、玉米、大蒜、葱等。

（四） 三餐合理搭配对少年儿童至关重要

三餐提供一天所需能量的比例以 30%、40%、30% 为宜，但对于正在求学阶段的少年儿童来说，往往存在三餐搭配不合理的情况。上午时间课业繁重，但是许多孩子因为睡懒觉而耽误了吃早饭，也有很多家长因为忙于工作无暇为孩子准备丰富可口的早餐，往往让孩子随便吃点东西果腹。有些家长让孩子自己在上学的路上买早餐吃，一些孩子把早餐钱省下来玩游戏或买其他的零食，严重影响了早餐的质量，影响了学习的效率，也影响了身体的发育。要想保证足够的营养，早餐的热能至少应达到全天总量的30％。糖能为人体提供所需的能量，清晨起床时，人体的血糖水平最低，起床开始活动后，血糖继续下降，如果不及时吃早餐补充能量，就会导致低血糖。长期不吃早餐，会产生疲劳、反应迟钝、暴躁易怒等亚健康表现。

午餐往往在学校里吃，许多中小学校没有食堂，学生都是到外面吃快餐，卫生条件得不到很好的保障，营养搭配也完全没有保障。

最重要的早餐和午餐都没有很好的营养保障，于是家长往往在晚餐时准备很多孩子喜欢吃的食物，饮食结构很不合理。晚餐吃太多会加重胃肠的负担，也会影响睡眠，久而久之很容易造成孩子神经衰弱；而且晚餐吃太多，消化速度减慢，食物在肠道停留时间太长，也会对健康造成极大的影响。

晚餐也不能吃太甜。人体处于活动和休息状态时，对物质代谢的活性是不同的。糖被人体消化吸收分解后可转变为能量，也可转变为脂肪。当人体运动时，可以抑制糖转变为脂肪，而当人体进入睡眠状态时，糖很容易转变成脂肪。晚餐吃太甜会增加体内脂肪的浓度，体内脂肪长期处于高浓度状态会引起肥胖。

二、 少年儿童适宜的食物量

（一） 儿童适宜的食物量

有专家对儿童每天应吃的食物进行了量化。认为儿童每天应吃的食物为：米饭、面条、馒头、玉米、红薯共375克，通过这些食物获取碳水化合物、B 族维生素及蛋白质；肉类 75 克、蛋 25 克、鱼虾类 25 克、奶类及奶制品 200 克，通过这些食物获取蛋白质、矿物质、脂肪、维生素 A 及 B 族维生素；豆类及豆制品 75 克，通过这些食物获取蛋白质、矿物质、膳食纤维、脂肪及 B 族维生素；水果 75 克、蔬菜 250 克，通过这些食物获取维生素 C、胡萝卜素、矿物质、膳食纤维；糖 10 克、食用油 15 克，以获取热能。

（二） 少年适宜的食物量

少年每天应吃的食物是：馒头、面条、红薯、玉米共 500 克，通过这些食物获取碳水化合物、B 族维生素、蛋白质；肉类 100 克、蛋 50 克、鱼虾类 200 克、奶类及奶制品 200 克，通过这些食物获取蛋白质、矿物质、维生素 A、脂肪、B 族维生素；豆类及豆制品 150 克，通过这些食物获取蛋白质、矿物质、膳食纤维、脂肪、B 族维生素；水果 100 克、蔬菜 300 克，通过这些食物获取维生素 C、膳食纤维、胡萝卜素；糖 10 克、食用油 15 克，以获取热能。

三、 饮食调护

（一） 过敏可以通过饮食调理

春天到来后，有些少年儿童会出现一些过敏现象，常出现荨麻疹甚至哮喘的症状，这是身体处于亚健康状态的表现。对于这种情况，家长可以通过改变少年儿童的饮食结构来预防及调整。常见的过敏种类有食物过敏、药物过敏、过敏性鼻炎、过敏性哮喘等，针对不同类别的过敏，我们可以食用不同的食物来预防及改善。豆类具有较好的预防过敏的效果，如红豆、黑豆、绿豆等。胡萝卜能有效预防过敏性鼻炎，糙米能预防过敏性皮肤病，蜂蜜能治疗花粉过敏，糙薏苡仁能调整免疫功能从而起到抗过敏的功效。

（二） 食物能保护眼睛

少年儿童往往存在用眼过度的问题。眼睛是人体非常重要的器官，亚健康状态的一个表现是视力下降。随着学生课业负担的加重，越来越多的少年儿童加入近视的行列。近视初期是可以调节的，这个时期就是人们一般所说的假性近视。少年儿童应常吃有益于眼睛的食物，从而有效地预防近视。在各种营养元素中，维生素对视力的影响很大。许多维生素在体内是无法合成的，有些维生素虽然可以在体内合成，但是合成的量不能满足人体正常的需要，因此我们必须从食物中摄取必要的维生素。对于用眼过多的少年儿童，需常摄入富含维生素 C、维生素 A、维生素 B_1、维生素 B_2 等的食物，这类食物对保护眼睛、提高视力具有很好的作用。

富含维生素 C 的食物有：草莓、葡萄、木瓜、杜果、菠萝、橘子、杨梅、猕猴桃、青椒、绿花椰菜、芹菜、洋葱、香菜、大蒜、蚕豆等；富含维生素 A 的食物有：鱼肝油、奶类及奶制品、动物肝脏、带鱼、绿豆、胡萝卜、芥菜、韭菜、杏子、桃、哈密瓜、杜果等；富含维生素 B_1 的食物有：全谷类、豌豆、大豆、花生、蛋黄、马铃薯、玉米、葡萄干、石榴等；富含维生素 B_2 的食物有：蟹、鱼、鸡肉、鸭肉、海带、芹菜、紫菜、佛手、荞麦等。

（三） 饮食可以防治便秘

随着人们生活方式的改变，便秘的发生率也逐渐增高。这与许多少年儿童饮食太精细、挑食、偏食及运动不足有很大的关系。研究表明，许多食物具有预防便秘的作用。这类食物有：多渣的杂粮，如糙米、玉米、燕麦片、薯类等；富含植物纤维素的蔬菜及水果，如芹菜、萝卜、番茄、香蕉、苹果、杨梅、桃子、大枣、西瓜等；富含油脂类的干果，如芝麻、核桃仁、花生、松子等。同时在饮食上还要注意少吃辛辣刺激的食物。辣椒等辛辣刺激之物会加大对直肠、肛门的刺激，很容易导致便秘。

（四） 适合少年儿童的饮料

白开水是少年儿童最适宜的饮料，既可补充水分和适量的矿物质，又经济便宜。少年儿童不要等到口渴时才想到去喝水，应经常适当饮用；不能大量、过猛地一次性饮用白开水，不然会导致胃部不适，甚至出现"水中毒"的现象。此外，可适当饮用果汁。孩子们尽量不要喝碳酸饮料，因为其中含有大量的糖和碳酸，对牙齿和能量控制极为不利，长期饮用会导致龋齿和肥胖。孩子们也不要喝含有咖啡因和乙醇的饮料，这些物质会对孩子的大脑发育产生不利的影响，还可能导致其他疾患。值得注意的是，孩子们不能长期喝纯净水，日久容易导致矿物质的缺乏，也不适合喝各种功能饮料。

四、　饮食行为要合理

除饮食结构外，饮食行为也要合理。专家提出了一些饮食调养及饮食保健的原则和方法：饮食要清淡，饮食要适度，饮食要不过偏。不想进食时不要勉强，情绪激动时不要进食，剧烈运动前后不宜进食，不清洁的食物不要吃。进食完毕要漱口，进食完毕应散步 30 分钟左右，进食完毕要远视 3 分钟左右，进食完毕应以肚脐为中心环腹按摩，进食完毕应轻叩牙齿等。

五、　避免进入饮食误区

俗话说"人是铁，饭是钢，一顿不吃饿得慌""民以食为天"，可见饮食在人们的日常生活中占据了非常重要的位置。从古至今，人们都执着于对饮食的追求，从最初"吃得饱"到现在"吃得好"，人们似乎越来越会吃了。但是所谓的"会吃"，也只是表面现象。实际上，尽管可吃的东西越来越多，但是科学的吃法，却是许多人在饮食上的盲点。随着人们生活质量的提高，越来越多的人走进"营养误区"，不合理的饮食是致使身体处于亚健康状态的一个重要原因。

随着对亚健康状态研究的深入，专家们发现很多亚健康者不是营养不良，而是营养过剩；不是不注重饮食，而是过于注重饮食。这些造成人体代谢紊乱，形成另外一个极端，从而出现肥胖、纤维素缺少等各种病症。

因此在进行食补时还要注意：食物虽然是人体必需的东西，但是只有当人体缺乏时才有补充的必要，不能盲目多进食。营养过剩造成的肥胖也逐渐成为困扰广大少年儿童的一个很常见的问题。

第三节

少年儿童的日常养生

一、养成好的生活习惯

让孩子养成好的生活习惯能够一生受用，在关键的时刻还可以给孩子加分。要想孩子身体健康，好的生活习惯少不了。这些好的生活习惯，就是孩子一生最宝贵的财富。想要孩子成功，就选择让孩子赢在人生的起跑线上吧。这些良好的生活习惯主要包括以下几点。

（1）饭后适当休息。饭后不宜立即学习或做体育活动，也不宜立即睡觉。饭后休息片刻再做其他事情，更有利于食物的消化吸收，有利于保护胃肠及肝脏功能。

（2）养成良好的个人卫生习惯。例如，饭前便后要洗手、在外面玩要回家后要洗手、睡前及起床后要刷牙、注意室内的通风及清洁、早晨起床要梳头、晚上睡前要洗脚等。

（3）及时排出大小便。强忍小便很容易诱发膀胱炎，经常忍大便则很容易造成便秘。

（4）不揉擦眼睛。经常揉擦眼睛容易引起眼部细菌感染，也容易导致睫毛折断或脱落。

（5）不挤压暗疮。经常挤压暗疮会刺激皮肤，容易引起脸部皮肤炎症。

（6）健康饮水。正常的饮用水应是无色、无味、澄清的，水中大肠杆菌每升不超过 3 个，细菌总数每毫升不超过 100 个。饮用不卫生的水很容易导致身体亚健康及各种疾病。

·（7）适当日晒。适度的光照能杀灭细菌、促进血液循环、舒缓身心，还能使人体吸收维生素 D，从而有助于维护牙齿和骨骼的强健，对正在快速成长发育的少年儿童尤其有利。

（8）顺应四时变化适当增减衣服。天冷增加衣服，天热减少衣服，这是顺应四时变化的基本规律。很多地区春天气候多变、骤寒骤热，穿脱衣服要循序渐进，不能一下子把衣服添上或减掉。冬天也不要一下子添太多，过暖也不宜调动少年儿童自身的抵抗力。

（9）走路时应挺胸抬头。现代生活节奏非常快，少年儿童在上学的往返途中往往习惯低头快速赶路，这样很容易加重脊椎及腰椎的负担。美国专家研究表明：抬头挺胸，可增加肺活量，使身体获得较多的氧气；可以使人精力充沛；有助于减少脊椎的负荷，减轻腰痛。

二、 少年儿童的站坐走跑

无论是从解剖结构的角度，还是从生理功能的角度，少年儿童各器官系统都处于快速成长发育的时期，可塑性很强。因此应在这一阶段对他们进行正确的姿势培养和适宜的形体训练。日常生活中，站、坐、走、跑都有正确规范的姿势，这些姿势的形成往往受生活习惯、身体条件、饮食营养、体育锻炼、地域环境甚至道德修养等多种因素的影响。少年时期是身体生长发育的关键时期，因此，正确规范的身体姿势的形成更需在少年时期开始培养及训练。

1. 怎样站才能更挺拔健康

正确的站姿能有效防止身体各部位的畸形。研究表明，我国部分人群在站立时往往重心偏后，长期这样错误的站立及行走容易造成扣肩、驼背、扣胸、两腿肥粗、膝盖骨突出等毛病。正确的身体重心线应是由两条腿中间向上穿过脊柱及头部，而脊柱是维持人体直立姿势的支柱。站立时，应微收下颌、微挺前胸、微塌下腰，这样才能将脊柱的

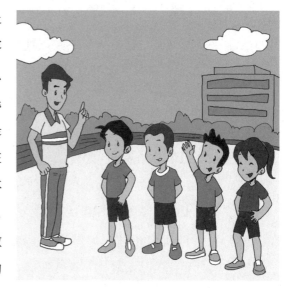

生理弯曲表现出来，保持站立时挺拔的姿态。许多少年儿童长期单肩背负沉重的书包，容易形成"斜肩""溜肩"等不良姿势；而长期向前受力时，则会造成含胸驼背。双肩水平位置的改变也会直接影响站姿。预防不良姿势的形成，就要从少年时期开始培养正确的站姿。

有研究表明，站立训练对矫正少年儿童的 O 型腿及 X 型腿都是非常有效的。具体的做法是：全身保持正规的站立姿势并上提丹田气，两腿并立尽量挺直。O 型腿者要两脚并紧，两膝关节尽力相靠，必要时可用弹性适当的橡皮带扎在两膝关节上，使其增加内靠力量；X 型腿者两膝关节要并紧，两脚跟尽力内靠，必要时也可用弹性适当的橡皮带扎在两脚跟关节上，以增加内靠力量。这种矫正训练每天要进行数次，每次需坚持 20 分钟以上；也可因人而异增减训练的次数，坚持的时间每次不应少于 15 分钟。但在进行纠正时也要注意时间不宜过长，以防肌肉疲劳产生防御型不良姿势。

2. 坐姿也很关键

少年儿童在校大部分时间都是在教室里度过的，经常坐在桌前写字、听课需要养成良好的坐姿，从而确保身体骨骼的正常健康发育。良好的坐姿应该是：脊柱保持端直，写字时头部不要过分前倾，不歪头，不耸肩，

保持两肩的连线与桌缘平行，不压迫前胸，使大腿处于水平位置，两脚着地。这种姿势不容易产生疲劳，而且看书时眼睛与书的距离是 25～30 厘米，有利于保护眼睛，保护内脏器官，保护四肢神经干不受压迫，保持血液循环通畅。

同时，为使少年的骨骼、视觉器官等更好地发育，选择合适的课桌椅也是非常必要的。有人针对不同身高的少年儿童所应使用的桌椅高度进行了调查，总结如下：

小学生、中学生桌椅高度的参考标准

阶段	身高（厘米）	椅高（厘米）	桌高（厘米）	桌椅高差（厘米）
小学生	140～149	38.5	68	29.5
	150～159	40.5	72	31.5
中学生	160～169	43	76	33
	170 及以上	45	86	41

3. 正确的走姿

行走是少年儿童最基础的运动，应在日常生活中注意培养正确的走姿。正确的走姿对少年身体的正常生长发育、形体的健美有非常重要的作用。正确的走姿应该是：走路时重心与站立时重心一致，少年儿童在行走时应稍微将重心前移 1～3 厘米；在行走时应保持上体挺直，膝关节伸展，将身体重量从脚跟移到脚尖，脚尖正对前方，手臂向前方摆动，摆动幅度不宜过大，骨盆不能前倾，身体不要左右倾斜。少年儿童上下学走路时一般都要背书包，而且现在书包的重量越来越重，因此最好使用双肩背书包，可以有效地防止脊柱侧弯。另外，有些少年儿童走路时有"八字脚"，这种不正确的步态比正常步态消耗能量大，在走路时要注意纠正，尽量做到出步及落地时脚尖正对前方。

4. 正确的跑步姿势

跑步是人体快速移动的一种姿势。随着年龄的增长，人们的步幅逐渐增大，跑步速度也越来越快。女性在 13～14 岁时快速跑的能力发展基本

停滞，而男性在 13～17 岁时快速跑的能力发展最快。正确的跑步姿势是：上体正直或略微前倾，头部与上体自然成一条直线，肌肉放松，两眼平视，两臂摆动时以肩关节为轴，放松而有力地前后摆动；后蹬腿时髋、膝、踝三个关节应尽可能地蹬直，后蹬时发力要快、方向要正。

三、 有几人能做到"日落而息"

自然界中存在各种生物节律现象。如公鸡清晨的啼叫是日节律的一种；月亮每逢十五变圆是月节律的一种；大雁在一定时间内的迁徙是年节律的一种。每个人体内也有一个规则的生物节律，如体温、情绪、睡眠、体力等。为维持这个节律的稳定，在日常生活中，每个人都应在睡眠、饮食、学习、工作及其他生活细节方面形成一定的规律，并始终保持这种规律，从而保证各种生理功能的最佳发挥。俗话说"习惯成自然"，其实讲的就是这种规律性的形成。当生活节律被打破的时候，人体就很容易出现亚健康状态或疾病。

从古至今，睡眠一直占据着人类生命 1/3 左右的时间，美国学者贝里·达比教授的研究表明"睡眠除了可以消除疲劳，使人体产生新的活力外，还与提高免疫力及抗病能力有着密切的关系"。由此可见，睡眠与每个人的健康都有密切的关系。世界卫生组织也把"睡得香"作为健康的标准之一。有研究表明，每晚睡眠时间不足 4 个小时的成年人，其死亡率比每晚睡 7～8 个小时的成年人高 180%。

1. 少年儿童也有睡眠问题

现代社会是一个快节奏的社会，不管是成年人，还是少年儿童，普遍存在一个睡眠透支的问题。睡眠不足已经成为亚健康状态产生的一个重要原因。少年儿童需要睡眠，并非睡的越多越好，睡眠也需要适度。睡眠时间的多少也不是一成不变的，它受季节、年龄等因素的影响。

2. 怎样才能安枕无忧

（1）睡前保持情绪稳定。不宜过喜过悲；不宜喝咖啡等兴奋神经的饮料；不宜进行过于剧烈的运动。

（2）保持环境安静。环境嘈杂容易使人心烦气躁，影响入睡。因此尽量不要将电视机及音响设备放在卧室。

（3）选择合适的睡具。床的高度以 50 厘米左右较适宜，床的软硬也应适中，对少年儿童而言，不宜睡太软的床铺，在木板床上铺 10 厘米厚的棉垫为适宜硬度，这样能保证脊柱生理曲线维持在一个正常的角度。枕头宽 20 厘米左右，长 50 厘米左右，高度以耳朵到肩峰延长线的垂直距离为适宜，这样有利于放松颈部肌肉及保持颈椎的生理曲度。

（4）睡眠姿势应正确。通常情况下，睡眠姿势分为仰卧、侧卧、俯卧三种。采取何种睡眠姿势最好，研究者们的意见不一。普遍认为，俯卧是不可取的睡眠姿势，因为俯卧容易压迫胸部，会使腰椎前凸增加。有些学者认为侧卧是最好的姿势，其次是仰卧；另有一些学者则认为仰卧比较好，其次是侧卧。每个人都可能有自己认为舒适的睡眠姿势，不必过于强求。宋代蔡季通认为"睡侧而屈，觉正而伸"。他认为侧卧时应略微弯曲身体，而仰卧时则应使身体尽量伸展，这句话是很有道理的。因为这样做可以使人体的肌肉处于放松状态，有利于提高睡眠质量，而且还能够缓解和预防腰痛。

（5）定时入睡，避免熬夜。就人体的日节律而言，晚上 10：00～11：00 进入睡眠，早晨 6：00～7：00 起床是非常符合人体睡眠规律的。另外，午休对人体的身体健康是非常重要的，中午 12：00～13：00 是人体交感神经最疲劳的时间，在这段时间内适当地补充睡眠对人体健康是非常有利的。

（6）睡眠时要保持空气清新。许多孩子喜欢蒙头睡觉，尤其是在寒冷的冬天，喜欢将头钻进被窝保暖。这样睡眠时的气体交换都在被窝这个小空间里进行，空气污浊、流通性差，很容易造成缺氧，醒后精神萎靡。

（7）要让孩子养成单独睡眠的习惯。单独睡眠有利于培养孩子的独立性，而且避免了家长因打鼾、磨牙、起夜、翻身等行为惊醒孩子。如果家长与孩子相对而睡，还会导致孩子吸入家长呼出的浊气，也容易造成缺氧。

有些孩子因作业太多或过于贪玩而影响了睡眠时间，应尽可能调整作息以保证充足的休息。有些孩子因学习压力太大还会产生失眠或入睡困难的问题。对于早期轻度失眠的孩子，除努力通过上述方法对睡眠状态进行调整外，还可以通过摄取对睡眠有益的食物、睡前用热水泡脚、调畅情志等方法来进行调理。

四、 创造一个舒适的居家环境

除要养成良好的生活习惯外，还要为少年儿童创造一个舒适的居家环境。

要做好家庭卫生工作，消毒是常用的手段。家庭消毒的方法主要有：①照射消毒：阳光直接照射可以起到杀菌作用。因此要尽量将湿衣服放到室外晾晒，经常晾晒被褥。②煮沸消毒：煮沸 30 分钟到 1 个小时基本可以杀死绝大多数细菌。进行煮沸消毒前要先将需消毒的物品洗刷干净，有盖的物品要将盖子的正反面都打开进行消毒，消毒时锅盖要关闭严密以避免污染。③利用化学消毒剂：如碘酊、乙醇、84 消毒液等。

五、 不能改造自然， 就要适应自然

我们生活在大气环境里，大气环境里的温度、湿度、风、雾、烟尘、日照、电磁辐射等都会对人体造成影响，因此应尽量避免环境对少年儿童的身体造成损害。

（一） 注意温度及湿度对孩子的影响

春去秋来，气温也在不断发生着变化。一般而言，春天和秋天是气温比较适宜的季节。而夏天气温过高，冬天气温过低，会对人体产生一定的影响，尤其是对少年儿童影响较大。气温过高会使人的神经反射变得迟钝，表现为精神萎靡、注意力不集中、学习效率低下、烦躁不安、头晕等症状；胃液分泌减少，消化能力降低，食欲不振及患胃肠病等。因此民间

一向有"苦夏"之说。而低温往往会对那些平常缺乏锻炼、体质偏弱的孩子产生较大的危害。持续低温能引起大脑皮层功能障碍，体温调节能力减弱，容易产生冻伤。

湿度对人体的影响也比较大。长期处于潮湿地区的人，风湿类疾病的患病率比干燥地区的人要高得多；长期处于干燥地区的人，则很容易出现皮肤干燥、裂口甚至患上皮肤癌等。因此家长做好孩子的防热保暖工作，尽量不要让孩子淋雨，尤其是在寒冷的冬季，淋雨受凉后很容易生病，同时还会为成年后的许多疾病埋下诱因。

（二） 光照具有"两面性"

适当地进行光照能够促进孩子的生长发育，增强他们的抵抗力。研究表明，日照时间越长，就越有利于身高发育。光照能使人体内的维生素 D 含量增多，而维生素 D 能促进骨钙化及长高长粗。但是光照也有对健康不利的一面。长时间暴晒易使人中暑，患上日光性皮炎，甚至皮肤癌等疾病。在天气晴朗、阳光明媚时，家长应多抽出时间陪孩子进行一定的户外活动，并注意避开烈日的灼晒，让孩子多接受合适的光照。

第四节

少年儿童的运动养生

一、 生命在于运动

少年儿童时期是人一生中生长发育最为旺盛的时期，在这个时期进行科学的锻炼，不仅对少年儿童体质的增强具有重要作用，而且对其成年后乃至一生的健康都有深远的影响。

少年儿童骨骼肌肉正处于迅速生长的阶段，适当的运动可以改善骨骼的血液循环及代谢，使孩子的骨骼能够获得更多的营养；适当的运动还能改变骨骼中有机物与无机物成分的比例，提高骨骼抗折断、压拉、扭转的能力，提高关节的弹性及灵活性；适当的运动对骨骼的机械刺激作用也能促使骨骼长得更长、更坚固。少年儿童经常进行适当的运动还可以促使脑垂体分泌较多的生长素，有益于身高的增长。同时，许多运动都是在户外进行，接受阳光的照射较多，阳光中的紫外线可以促进表皮细胞中的麦角固醇转化为维生素 D，而维生素 D 有助于肠道对钙、磷的吸收，充分满足人体对钙、磷的需求，可以使骨质增强，也有助于身高的增长。

适当的运动可以促进各种消化液的分泌，促进胃肠蠕动，从而加强消化系统的功能，为生长发育提供足够的原料；适当的运动还可以促进脑部血液循环，缓和神经肌肉的紧张，起到良好的放松和镇静效果。总而言之，适当的运动可以加快身体的新陈代谢，对人体各个器官进行调控，促进体内各系统功能的提高；也可以增强人体免疫系统的功能，提高机体免疫球蛋白的含量，使抵抗力大大增强。可见，孩子从小养成锻炼身体的习惯，无论是对孩子的身体还是心理的健康成长和发育都具有十分重要的影响。

在少年儿童成长发育过程中，青春期是一个比较特殊的时期，也是人体各组织器官趋于成熟的时期。人体心脏生长发育的两个高峰中，青春发育期是第二个高峰。在这个高峰期进行适当的运动可以使肺活量增大，改善心肌氧气及营养的供给，增强心肌收缩力，增加血氧饱和度，降低血液黏度，减少动脉硬化、冠心病等心血管疾病的发病率。青春期肌肉力量的增加也比较明显，进行一些力量训练可以使肌肉更发达；青春期也是反应速度快、接受能力强、神经系统功能最灵活的时期。在这个时期进行全面合理的锻炼，可以提高中枢神经系统的工作能力，可以改善心血管及呼吸系统的工作能力，使其思维敏捷，身手矫健，为将来的学习、工作和生活打下良好的基础。

对于少年儿童发育不均衡的现象及体型不良的现象，也可以通过在青春期进行适当的运动进行矫正。如纤细文弱的孩子应多进行一些力量训练，肥胖的孩子则应多进行耐力训练，而有些驼背的孩子应多练单双杠、俯卧撑等。通过以上方式，可以使他们的身体变得更健康。

二、 如何正确运动

人的身体素质各有不同，因此进行运动时也应采取不同的方法，即使选取同一种运动方式，运动量和运动强度也要有所区别。过量的运动会抑制免疫系统功能，造成体内各系统功能的紊乱，甚至可能诱发一些潜在的疾病，因此在运动时应讲究科学，不能随意盲目，否则不仅达不到强身抗病的目的，反而会适得其反。青春期心血管系统发育尚不完全，心脏收缩能力比较弱，运动时心率较快，心脏的负担比较重，因此运动量和运动强度要适当。所谓适当的运动，即选择适合的时间、适合的环境、适合的运动量及适合的运动方式。

（一） 合理选择运动时间

运动时间可根据气候、季节、个人的作息习惯灵活安排。在气候条件允许的情况下，最好在自然环境中进行运动。如果是早晨运动，则最好是太阳升起后，因为早晨太阳没有升起之前地面空气含氧量是非常低的，只有太阳升起之后，绿色植物才会进行光合作用从而释放氧气，空气中含氧量才会逐渐增高。傍晚是一个比较好的锻炼时间，因为这个时候人的体能，动作的灵活性、准确性、协调性及适应能力方面均处于最佳的状态，肌肉活动的主要功能物质血糖在这时也处于最高峰，外界环境也比清晨适宜，所以此时运动健身是比较合适的。

天气恶劣时不宜在大自然中活动，尤其是雨雾天气。被雨水淋湿后很容易罹患感冒等疾病；大雾天时低空中漂浮着许多细小的水珠，水珠中溶解了酸、碱、酚类等各种有害物质，也黏附着一些小微粒的病原微生物，长时间处于这种环境中也会使人罹患感冒、头痛等疾病。

（二）　运动应适量

怎样才算运动适量呢？首先，运动时身体不应出现异常感觉，如出现不适，一定要停下来，弄清原因后再根据实际情况决定是否要继续运动。其次，运动时要达到目标心率。研究表明，有氧运动的心率有特定的范围。运动时，只有使心率处于某种范围之内，而且必须持续一定的时间，才能达到理想的效果。不同人群的有氧心率差别较大，对于身体健康的少年而言，可根据自身的耐受程度及体力，将有氧运动时的心率控制在 120 ~ 160 次/分，这样的运动量是比较适宜的。具体一点讲，运动后心率低于 120 次/分，属于小运动量强度；心率 120 ~ 150 次/分为中等运动强度量；超过 160 次/分为大运动量强度。专家认为，耐力阶段持续 20 分钟，每周进行 4 次，这样安排有氧运动即可达到强身健体的目的。

（三）　选择合适的运动方式

运动一般分为有氧运动和无氧运动两大类。有氧运动能明显提高心肺的功能，是运动的基础，也是健康的基础。有氧运动是比较科学有效、有利于身心健康的运动。有氧运动时人体的整个能量代谢过程中，都要有充分的氧气供给，这样体内才不会有乳酸堆积。因此不管有没有兴趣，少年儿童一定要选择几项有氧运动作为健身的基础。可以选择的有氧运动有很多种，如骑车、跳绳、划船、快步走、游泳、登山、跑步、扭秧歌、踢毽子、练舞蹈、部分器械练习、打太极拳等。但由于受场地、器械等各种因素的影响，这么多运动方式中快步走和跑步是最容易坚持的。此外，也可以结合自己的兴趣进行选择，在有条件的情况下，可以选择上述的一种或几种交替进行，不必局限于某一种。

不同的运动形式达到的运动效果也不尽相同。如乒乓球、羽毛球、排球、篮球、足球等对抗性强、对身体协调性要求高的球类运动，最适合锻炼灵活性。球场上的情况是变化多端的，而且球类运动速度也很快，经常进行各种球类运动，对少年的神经肌肉、各感觉器官的反应速度及协调功能是很好地锻炼。竞技体操、艺术体操、跳高、跳远等运动，也能很好地锻炼身体的灵活性。举重、哑铃、单双杠、俯卧撑等运动则可使少年肌肉发达，力量明显增加。

少年儿童在进行运动时，要尽量发力均衡，以使速度、力量、耐力、灵活性、柔韧性等各方面素质都得到提高。不同年龄段的孩子身体发育状况不同，选择运动方式时应根据孩子的身体发育情况进行选择。11～12岁的孩子，身体柔韧性较好，可以经常做体操、跳绳；同时该年龄阶段的孩子神经系统反应比较灵敏，接受能力强，也可进行短跑、球类、游泳、滑冰、武术等；或适当进行力量训练，如仰卧起坐等。但是这个年龄段的孩子耐力较差，所以要避免长时间、大强度的力量训练。13～14岁的孩子可以适当增加一些力量及耐力训练，如体操、田径、球类等运动，但是要注意控制运动的强度。另外男女有别，女孩子进入青春期后，身体外在体征发生很大的变化，身体素质也进入发育敏感期。有些运动如撑竿跳、鞍马、三级跳等不适合女生，一般不建议其参加。而其他一些项目，如自由体操、艺术体操、跳绳、仰卧起坐、跳皮筋等，有利于女生的身体发育，则可以鼓励她们多参加。

（四）　对少年儿童极其有利的运动方式

在许许多多的运动项目中，有些运动项目对少年儿童有利。

1. 跳绳

进行有氧运动可以使人更加聪明，其中弹跳类运动能为大脑提供充分的能量，是健脑益智的最佳选择，如跳绳、踢毽子、练舞蹈、跳皮筋等。尤其是近年来，跳绳成为大家比较喜欢的一项运动，受到广大女性的推崇。在寒冷的季节来临时，这是一种非常好的健身运动。

英国的健身专家玛姆认为，跳绳能增强人的呼吸、心血管及神经系统的功能，能预防关节炎、肥胖、高血压、骨质疏松、失眠、抑郁等多种病症。持续跳绳10分钟，即可达到与慢跑30分钟同样的效果，是一种耗时较少、耗能较大的有氧运动。跳绳时应注意衣服、鞋子、绳子、场地的选择，跳前适当做些准备活动，跳后适当做些放松活动。

2. 打乒乓球

随着学生课业的加重及电子产品的日渐普及，越来越多的学生成为眼镜一族。其中绝大部分原因是近视，而造成近视的一个重要原因是眼睛过度疲劳。人的眼睛看近处的物体时，要通过增加晶状体的曲度来增强屈光能力，这样物像才能落在视网膜上，从而看清物体。在看远处的物体时，则不需要进行这种调节。少年儿童因为长期近距离读书写字或者玩游戏，眼睛的晶状体经常处于高度调节状态，极易引起眼睛疲劳。而且在看近处物体的时候，眼眶肌肉压迫眼球，长此以往，眼轴会变长，最终形成近视。

打乒乓球可以很好地预防近视。因为打乒乓球时，乒乓球会忽远忽近、穿梭往来，而运动者的双眼必须紧紧地盯住旋转多变的球，这样可以使眼球内部不断地运动，增加眼球的血液循环，眼部神经的功能也得到提高，可以使眼睛的疲劳减轻或消除，从而很好地起到预防近视的作用。

（五） 给孩子安排一些别有趣味的室外活动

1. 垂钓

垂钓可以培养孩子稳健机智的性格，养成稳重含蓄的习惯，是一项需要将耐心和信心结合在一起的细致工作。焦虑的孩子大多都缺乏耐心，如果不能马上看到事情的结果，往往会变得暴躁及不合作。垂钓时全神贯注地注意鱼钩，平心静气地等着鱼儿上钩，正好可以克服孩子的这种急躁的习惯。

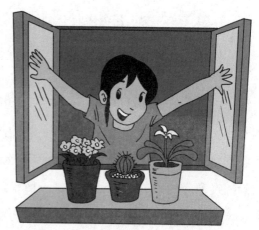

2. 放风筝

放风筝能使孩子情绪开朗、心情愉悦。风筝放飞时，大脑高度集中，无疑会消除内心杂念；当孩子看到自己的风筝摇曳在万里晴空中时，会感到欣慰、恬静，心胸开阔。

3. 种花养草

种花养草也是一种不错的活动方式。很多孩子都喜欢植物，鼓励孩子和几个好友一起种一些花草，每天给它们浇水、除草，观察它们的生长情况，这样既可锻炼身体，又可美化环境，还能增长知识、陶冶情操。

4. 在大自然中寻找童趣

在大自然中，玩耍是一种认识世界、陶冶性情、锻炼身体、增长知识的有益活动。研究表明，让孩子经常接触大自然，面对清新的绿草青枝、俊秀的山川河流，无论对身心健康还是情绪调节，都大有益处。大自然也是孩子最好的老师。自然界的一草一木都可以随时成为教育孩子的素材，自然界新生的一切都可以成为孩子认识与注意的对象。素质教育者认为，世界上再没有比大自然更好的老师了，它能教给你无穷无尽的知识，在与大自然的亲密接触中可以充分发挥孩子们的想象力。外国有位教育家也曾说过：大自然是世界上最有趣的教室，它的魅力无穷无尽，然而世界上有很多孩子却没有机会与这个大教室亲近，实在遗憾。所以，孩子应到大自然中去寻找知识，开发智力，陶冶性情。

（六） 运动也要遵循一定的原则

运动的目的在于增强体质，防治疾病。要想达到较好的运动效果，应遵循以下几个原则。

（1）要舒适自然。为锻炼而进行的运动与竞技不同，在运动的选择上尽量结合个人的兴趣，使运动的过程充满乐趣，使运动者感到轻松愉快。美国运动生理学家莫尔豪斯就曾经指出"运动应当在顺乎自然的和圆形平面的方式下进行"，注重的不是速度、高度，而是内在的效果。这样的运动没有压力，没有危险，容易做到，也就能自然舒适地进行，同时还能达到运动的目的。

（2）要循序渐进。动作应由慢到快，运动量应由小到大，逐渐增加，切忌急躁贪功。

（3）要持之以恒。"三天打鱼，两天晒网"式的运动是很难取得效果的，即使运动当时小有效果，不运动之后这种效果也会很快消失，而且练练停停的运动方式反而会导致生活不规律。因此，一旦选定合适及喜欢的运动项目后，就要长期坚持下去，只有这样才能取得满意的效果。

（4）要注意做好准备活动。准备活动可以逐渐提高中枢神经系统的兴奋性，使平时处于闭合状态的毛细血管逐渐开放，增加肌肉、韧带的营养供给，增强肌肉及韧带的弹性，防止肌肉及韧带的损伤；准备活动可以使呼吸逐渐加紧加快，肺活量增加；准备活动可以把储备的血液动员起来，使心脏搏出量增加，血压增高，促进身体的新陈代谢，为正式活动做好准备。另外，锻炼停止之前也要有一个缓冲的过程，不能突然停止活动，否则机体将因为不适应而产生不良后果。

在运动时还要做到身动心静，保持乐观的心态，知足常乐，这对防治亚健康状态也是非常有效的。

（七） 运动时不要忽略了少年儿童生长发育的特殊性

虽然我们提倡从小开始运动，但是少年儿童的身体发育毕竟不是很成熟，各器官的功能也相对比较薄弱，因此在运动时一定要考虑到少年儿童的生理发育情况。少年儿童的中枢神经系统兴奋过程占有优势，但是神经调节尚不完善，因此容易疲劳，运动时要注意时间及运动的强度。少年儿童的呼吸肌力量也比较弱，肺活量小，进行长跑训练时要控制强度，以匀速低强度为适宜，因为这样才能以有氧代谢为主，从而有效促进儿童心肺功能的发展。从小进行长跑的儿童应注意选择合适的距离，可在途中短暂休息，恢复体力。儿童心脏体积及容积都比较小，心跳的频率也比较快，但是肌肉的弹性较好。因此在选择运动时应注意运动形式的多样性，运动时间应短，进行耐力训练及力量训练时应因人而异。

（八） 要想身体健康不要忽略了运动的细节问题

运动时也要注意生理卫生，这是许多少年儿童常常忽视的问题。常见的问题有以下几点：

（1）运动时间的选择应适当。吃饭前及刚吃完饭后应避免剧烈运动。一般来说，运动后应过半个小时以上再吃饭；刚吃完饭后要休息一个半小时以后再运动，否则容易造成消化功能的紊乱。睡前也不宜进行剧烈运动，因为睡前剧烈运动常引起神经系统兴奋，影响睡眠。

（2）运动场地的选择应适当。空气新鲜，阳光充足适宜，风景优美的地方是运动者的理想选择。在这样的地方运动更容易促进体内的新陈代谢，使人心情愉悦，更容易消除神经系统的紧张和疲劳。

（3）运动的过程中饮水应适量。运动过程中如果饮水过多往往会增加胃、心、肾等脏器的负担，也会影响运动的效果。尤其是在天热的时候，运动中出汗过多，往往会因口渴而大量饮水，而运动时调动全身的血液投入到运动中，胃肠的血供减少，大量液体积聚在胃肠，不仅会使人感到腹胀，还会妨碍胃肌的活动，进而影响呼吸功能。

（4）运动后也不宜大量饮水。运动后心脏需要休息，如果此时大量饮水会使血容量增加，加重心脏的负担。运动时大量出汗导致盐分流失，血液中盐的浓度下降不利于保存水分，喝水多反而导致出汗更多，容易出现乏力的感觉。运动后只需喝少量的水润润口腔和咽部的黏膜即可解渴。

（5）剧烈运动后不应马上停止。如跑步到终点后不应马上停止。跑步时下肢肌肉交替收缩与舒张可以挤压血管，促进血液回流入心脏。如果到了终点马上停止跑步，下肢肌肉停止挤压血管，再加上地心引力的作用，血液聚积在下肢，脑部供血减少，容易引起头晕、面色苍白，严重时甚至出现重力性休克等情况。

（6）剧烈运动后不应马上吃冷饮。运动时咽部充血，突然吃过冷的东西，容易引发咽喉疼痛、咽喉炎等疾病。运动时体内温度较平时稍高，突然吃大量冷饮会对胃肠造成刺激，引起胃肠功能紊乱，甚至腹泻。如果特别想吃冷饮冷食，一般应在休息 30 分钟以后再慢慢食用。

（7）剧烈运动后不宜马上洗澡。运动时体温升高，皮肤通过大量出汗来调节体温，此时毛细血管扩张、毛孔开放。剧烈运动后马上洗冷水澡会刺激皮肤，使毛细血管收缩，毛孔关闭，体内热量不能很快散出，容易导致体温调节功能失调，引发感冒、头痛等疾病。运动后马上洗热水澡则会导致毛细血管进一步扩张，血液大量流入皮肤及肌肉中，而供给内脏的血液减少，容易出现头昏眼花、心慌胸闷等种种不适的症状。因此一般应在运动半小时以后、出汗基本停止时再洗澡，而且洗澡水的水温不宜过高或过低，以 42℃ 左右为宜。

三、 充分发挥体育课的作用

对于广大少年儿童来说，学校是他们活动最多的场所，每所学校都开设有体育课，上好体育课对促进少年儿童的生长发育及对增强他们的体质都有非常重要的意义。如何上好体育课？主要应注意以下几个问题。

（1）运动前要做好准备活动。准备活动能调动机体各器官的功能，加快血液循环，使身体为正式运动做好准备。准备活动可以使肌肉放松，能有效地预防运动损伤。一般应在正式运动前进行一些准备活动的练习。

（2）上课内容应合理安排。不同年龄段的孩子有不同的生理特点，应根据孩子的生理特点安排教学内容。如年龄过小的学生不适合进行负重练习。即使是同一堂课，也不应太单调，避免使学生局部肢体负担过重。全面锻炼才能保证体格匀称，才能全面提高身体素质。

（3）运动量的安排要合理。运动量过小起不到运动效果，过大则会使学生过于疲劳，不仅影响身体健康，而且会影响下一节课的学习。

（4）在运动时要做好防护措施。如掷铅球等活动，如果不做好防护措施容易导致伤害事故。上体育课时衣着也要注意，衣服应合体舒适，尽量选用厚质棉布类衣服，鞋底不应太硬，衣袋中不要装铅笔刀、钥匙等硬物，以免发生意外伤害。

（5）理论与实践相结合。体育课不仅仅是单纯的运动，还应适当给学生讲解解剖、生理、营养及运动的知识，使广大学生懂得运动健身的基本原理，以保证锻炼的科学性。

第五节

少年儿童的情志养生

一、　并不是所有的孩子都天真烂漫

明明平时在学校的表现一般，当同学考了高分时，他往往会想"他肯定是抄袭的"；看到同学被评为三好学生，他又想"有什么呀，老师就是偏向他"。有一次，老师让全班同学进行一个心理测试，问："碰到一只受伤的小猫时，你会怎么办？"同学们纷纷给出了答案。有的说去看兽医，有的说让妈妈帮忙包扎，还有的说带回家照顾，这些说法都是很有同情心的。而明明说的却是"掐死它，浇上汽油烧死它"。

看到同学比自己强，明明的心情就非常不好，中伤同学，这种情绪其实是一种心理障碍。做心理测试时他的回答也是一种心理不健康的表现。

现代社会是一个高压社会，不仅成人压力大，少年儿童的压力也很大。许多家长忙于工作交际而无心照顾孩子；还有些家长单纯以为满足孩子的物质需求即可，忽略了他们的心理需求和心理问题。许多独生子女都存在不同程度的孤独感，而劳动力的流通也产生了许多留守儿童。据调查，近三成留守儿童存在心理问题，这大大增加了存在心理问题的少年儿

童的比例。

现代孩子的营养条件较好，生理发育很快，但是心理教育相对滞后，有时会出现生理发育超过心理发育的现象。由于家庭环境、个人经历、个性品质的不同，孩子们的心理结构尚不完善。在社会大环境的影响下，部分孩子出现了个性品质方面的滞后及缺陷，如缺乏学习兴趣、有性格缺陷等。这些情况可能进一步导致孩子学习、行为及品德等方面出现问题。孩子在入学时，已经初步形成了一定的个性特征及自我发展能力。入学后，如果个性特征与自我发展能力不符合学校要求，极有可能影响孩子的学习兴趣，影响其良好行为习惯的培养。

二、 怎样才能让儿童的心理更健康

（一） 不要给儿童太多压力

儿童正处于生长发育时期，各器官系统及其生理功能均未发育成熟，长时间的学习很容易导致他们产生生理性疲劳。长时间学习使他们的大脑一直处于兴奋状态，大脑的工作能力会逐渐下降，从而导致心理不适。长期处于疲劳状态不仅影响儿童的身心发育，还容易导致疾病的产生，如近视眼、脊柱变形等。

要想很好地预防儿童疲劳，就应合理安排学习。主科与音、体、美等学科交叉进行，循序渐进，不进行突击学习。动脑为主的学习可与动手为主的学习交替进行。不要过分苛求孩子取得高分数、上好学校，如果孩子对学习失去了兴趣，被迫学习更容易影响身心健康。

此外，还可经常让孩子做做脑力体操，如猜谜语、科技小实验、解答智力题等。脑力体操不仅可以休息大脑，还可以改善思维。家长可以从市售书籍中选择合适的来指导孩子，并尽量抽时间陪孩子一起练习，这样既可以增加孩子的兴趣，又可以增进彼此的感情。

（二） 把儿童亚健康行为消灭在萌芽中

我国小学生的问题行为主要包括不良行为习惯和过失行为。这些行为如果长期得不到纠正，很可能形成错误的意识，导致损害集体和他人利益的事件。行为纠正对于年龄较小的学生是比较适用的，现在常用的行为矫正方法主要包括行为协议法和代币经济法两种。

1. 行为协议法

行为协议法改变了传统简单说教的方式，通过双方沟通协商的方法共同制定一份具有约束力的协议，按照协议来规范双方的言行，最终达到大家期望的效果。全国优秀班主任×老师曾与全班同学及任课教师协商设定了"无批评日"。在"无批评日"中，无论发生什么事情，都要温和地进行协商解决，结果在"无批评日"当天学生的纪律性比平时更强。

行为协议的一般程序是：先确定所要改变的行为，然后确定哪些时间能减少这些行为的出现，最后再确定一个管理程序，从而保证协议顺利执行。

2. 代币经济法

代币经济法是根据操作条件反射的强化法而设计的一种行为治疗方法，它以一种对孩子有价值或有兴趣的替代货币来强化孩子正常的行为，而使不良行为逐渐消退。

三、 怎样让少年的心理更健康

中学阶段是少年心理发育的关键期、黄金期，也是危险期，很多具有重要意义的心理特征在这个阶段迅速发展。这个时期，孩子的大脑功能基本成熟、记忆力强、思维活跃，具备了一定的独立思考能力，他们开始思考诸如"人生的价值是什么"等重大的人生问题。由于少年缺乏社会阅历，思考问题时往往比较片面，有时又比较极端，常常导致比较激烈的心理冲突。自尊心的与日俱增，好奇心、好胜心的驱使往往使他们做出一些偏激的事情。少年自我意识发展迅速，渴望平等、独立，但经济上又不得不依赖家长，因此很难独立自主。少年容易出现的心理问题体现在性格方面主要有偏激、自卑、嫉妒、孤僻、挫败等。

要克服偏激的情绪，少年应经常提醒自己"冲动是魔鬼"，遇到问题，多思考一下，多问几遍"能不能这样做"，谨慎考虑后再行动。遇事要多征求同学、朋友、家长的意见，要在日常生活学习中提高自身分析问题、解决问题的能力。同时要注意增长见识，开阔眼界，陶冶自身的性情。

要克服自卑的情绪，就要正确地认识自我，接受自身的不足，对自身的优点进行肯定；真诚地与同伴交往，努力获得真诚的友谊；尽量发挥自身内在的潜力，用积极的心态面对生活，学会悦纳自己。人们常说"人贵有自知之明"，所以对自己应持客观而积极的态度。既要坦然接受自己的不足和缺陷，又能欣赏和充分发挥自身的优势，保持释然愉快的心情，并为自己营造友好、和谐、愉悦的心理氛围和人际圈。努力培养快乐的能力，培养自己的兴趣爱好，让自己的生活丰富起来。

要克服嫉妒的情绪，就要开阔心胸，正视自身的不足，承认别人的优点，明确人生目标，建立正确的人生观与价值观，充分发挥自身的优势。同时，还要有上进心。每个人都应有所追求，设立一个切实可行的目标，这样才能不断推动自己上进。有追求，生活才会有希望，才能更好地达到心理满足，才会更充实，也更容易获得成功。因此，可以用自身的成就感排除嫉妒感，也可以积极地进行自我暗示"我可以做得更好"，来消除内心的嫉妒情绪。

要想消除孤僻的情绪，主要方法是多与人交往，多参加集体活动，用真诚的心接纳同伴，多与性格开朗的人交朋友。俗话说"多个朋友多条路"。困难的时候有朋友扶一把，沮丧失落的时候有朋友陪伴安慰，开心的时候有朋友共享，朋友多了路才好走。在交友时秉持"吃亏是福、难得糊涂"的原则，容易拥有良好的朋友圈。同时，还要努力融入社会，培养良好的社会适应能力。随着社会的发展，环境的稳定性也越来越差，人们经常处于不断变动的环境之中。研究表明，大多数人在自己熟悉的环境中比较有安全感，心情也更容易愉快；而陌生的环境则容易使人担忧、焦虑。只有拥有良好的社会适应能力，才能使身体和心理都尽快地适应新环境，才能更好地融入社会。孩子们要多与老师、家长交流；家长也要多鼓励孩子走亲访友，进行一定的情感交流。

当人们面临不良情绪刺激时，如何才能很好地调整情绪、保持健康的心态呢？其实方法有很多，如情绪转移法：当心情不佳时，可以通过听音乐、吃零食、看小说、做运动等方式来转移情绪、释放情绪。哭是一种很好的发泄情绪的方式，笑同样也是。还有些人会选择将不良的情绪发泄到无害的物体上，如撕废纸、参加激烈运动等。冷处理法：暂时将解决不了的问题搁置一边，或在情绪冲动时不要急于做出决定，以免事后后悔，影响情绪。有些复杂的问题如果自己解决不了，可以寻求朋友、家人的帮助，如果还是解决不了，可以向心理专家、心理医生求助。家长在日常生活中也应适当地给孩子一些"磨难"，锻炼、增强他们抗挫折的能力。

四、 考试——所有学生必须面对的难题

许多少年存在或轻或重的考试焦虑现象，这种现象不仅影响了他们考试水平的正常发挥，而且如果存在持续的焦虑，还会影响少年的人格健康。考试焦虑出现初期可能仅仅表现为一种泛化的忧虑情绪，如考前担心"考不好怎么办""其他人会比我考得好吗"等问题。当考试开始临近时，就会出现睡不好、食欲不振等生理现象，同时伴有担忧、痛苦、无助等不良的情绪。考试时则可能出现呼吸加快、心跳加速、头晕头痛、出冷汗等症状，严重者出现思维空白甚至昏厥。面临考试，应该带有一定的紧张感，这样有利于调动人体的应激状态，使人能更好地应对考试，但如果过度紧张焦虑，则会引发病态反应。

（一） 测测自己是否存在考试焦虑

美国学者迪万及凯伦编制了一份考试焦虑问卷，我国著名心理学家郑日昌先生协同其他专家在上述问卷的基础上改编了一份"考试焦虑自我

检查表"，这个表能帮助少年详细地检查分析自己的考试焦虑情况。

请仔细阅读下面每一道题，看看是否符合自己在应试时的经验，如果是的话，就在该题目后的括号里做一个标记"√"；如果不是的话，则无须做任何标记。一定要如实作答，且不要思考太长时间，尽可能按自己看完题目后的第一印象作答。如果觉得有的题目难以确定，可在该题目左边序号前做标记备查。

考试焦虑自我检查表

1. 我希望不用参加考试便能取得成功。（　　）

2. 在某一考试中取得的好分数，似乎不能增加我在其他考试中的自信心。（　　）

3. 人们（家里人、朋友等）都期待我在考试中取得成功。（　　）

4. 考试期间，有时我会产生许多对答题毫无帮助的莫名其妙的想法。（　　）

5. 重大考试前后，我不想吃东西。（　　）

6. 对喜欢向学生搞突然袭击考试的教师，我总感到害怕。（　　）

7. 在我看来，考试过程似乎不应搞得太正规，因为那样容易使人紧张。（　　）

8. 一般来说，考试成绩好的人将来必定在社会上取得更好的地位。（　　）

9. 重大考试之前或考试期间，我常常会想到其他人比自己强得多。（　　）

10. 如果我考糟了，即使自己不会老是记挂着它，但却会担心别人对自己的评价。（　　）

11. 对考试结果的担忧，在考试前妨碍我准备，在考试中干扰我答题。（　　）

12. 面临一场必须参加的重大考试，我会紧张得睡不好觉。（　　）

13. 考试时，如果监考人来回走动注视着我，我便无法答卷。（　　）

14. 如果考试被废除，我想我的功课实际上会学得更好。（　　）

15. 当了解到考试结果的好坏将在一定程度上影响我的前途时，我会心烦意乱。（　　）

16. 我知道，如果自己能集中精力，考试时我便能超过大多数人。（　　）

17. 如果我考得不好，人们将对我的能力产生怀疑。（　　）

18. 我似乎从来没有对应试进行过充分的准备。（　　）

19. 考试前，我身体不能放松。 （ ）

20. 面对重大考试，我的大脑好像凝固了一样。 （ ）

21. 考场中的噪声使我烦恼。 （ ）

22. 考试前，我有一种空虚、不安的感觉。 （ ）

23. 考试使我对能否达到自己的目标产生了怀疑。 （ ）

24. 考试实际上并不能反映出一个人对知识掌握得究竟如何。 （ ）

25. 如果考试得了低分数，我不愿把自己的确切分数告诉任何人。 （ ）

26. 考试前，我常常感到还需要再充实一些知识。 （ ）

27. 重大考试之前，我的胃不舒服。 （ ）

28. 有时，在参加一次重要考试的时候，一想起某些消极的东西，我似乎都要垮了。

（ ）

29. 在即将得知考试结果前，我会感到十分焦虑或不安。 （ ）

30. 但愿我能找到一个不需要考试便能被录用的工作。 （ ）

31. 假如在这次考试中我考得不好，我想这意味着自己并不像原来所想象的那样聪明。

（ ）

32. 如果我的考试分数低，我的父亲和母亲将会感到非常失望。 （ ）

33. 对考试的焦虑简直使我不想认真准备了，这种想法又使我更加焦虑。 （ ）

34. 应试时我常常发现，自己的手指在哆嗦或双腿在打战。 （ ）

35. 考试过后，我常常感到本来自己应考得更好些。 （ ）

36. 考试时，我情绪紧张，妨碍了注意力的集中。 （ ）

37. 在某些考试题上我费劲越多，脑子也就越乱。 （ ）

38. 如果我考糟了，且不说别人会对我有看法，就是我自己也会失去信心。 （ ）

39. 应试时，我身体某些部位的肌肉很紧张。 （ ）

40. 考试之前，我感到缺乏信心，精神紧张。 （ ）

41. 如果我的考试分数低，我的朋友们会对我感到失望。 （ ）

42. 在考前，我所存在的问题之一是不能确知自己是否做好了准备。 （ ）

43. 当我必须参加一次确实很重要的考试时，我常常感到全身恐慌。 （ ）

44. 我希望主考人能够察觉，参加考试的某些人比另一些人更为紧张，我还希望主考人在评价考试结果的时候，能对此加以考虑。 （　　）

45. 我宁愿写篇论文，也不愿参加考试。 （　　）

46. 公布我的考分之前，我很想知道别人考得怎样。 （　　）

47. 如果我得了低分数，我认识的某些人将会感到快活，这使我心烦意乱。 （　　）

48. 我想，如果我能单独进行考试，或者没有时限压力的话，那么，我的成绩便会好得多。 （　　）

49. 考试成绩直接关系到我的前途和命运。 （　　）

50. 考试期间，有时我非常紧张，以至于忘记了自己本来知道的东西。 （　　）

使用"考试焦虑自我检查表"的学生，在按要求依次完成 50 个问题后，可参照"'考试焦虑自我检查表'的内容归类"，对自己的焦虑类型和状况进行归类，通过概括分析找到导致个人焦虑的主要原因，为考试焦虑的消除打下基础。

"考试焦虑自我检查表"的内容归类

类别	测查内容	题目序号
考试焦虑的来源	担心考糟了他人对自己的评价	3、10、17、25、32、41、46、47
	担心对个人的自我印象增加威胁	2、9、16、24、31、38、40
	担心未来的前途	1、8、15、23、30、49
	担心对应试准备不足	6、11、18、26、33、42
考试焦虑的表现	身体反应	5、12、19、27、34、39、43
	思维阻抑	4、13、20、21、28、35、36、37、48、50
其他	一般性的考试焦虑	7、14、22、29、44、45

（二）　及时消除考试焦虑有益身心健康

轻度的考试焦虑可以通过自我说服的方法消除。先找到引起焦虑的具体原因，然后针对原因进行自我说服，如担心"考不好丢脸"可以辨析"考试只是对学习情况的检查，不存在丢不丢脸的问题"，必要时可以请同学、朋友或家长甚至老师帮忙分析。重度考试焦虑则需通过"放松训练""系统脱敏"等方法进行矫正。要想避免或减轻考试焦虑，考前做好充分的准备也是必要的。此外还应做好失败的心理准备，应具有一定的抵抗考试挫败感的能力。

第六节

青春期性教育

　　青春期是人体性功能的成熟时期，性发育的开始与完成贯穿于整个青春期，青春期也是人道德品质和世界观形成的关键时期。许多调查显示，当代青少年的性成熟期提前，而社会成熟相对滞后，其性生理与性心理、性伦理的矛盾日益突出。许多年轻人对自己的生理发育速度过快、过慢或与别人不同而感到恐惧，这种恐惧源于对青春期发育知识缺乏了解。

　　青春期的性教育，包括性知识教育和性道德教育两个方面。要帮助少年正确理解正常的生理变化，以解除性成熟造成的好奇、困惑、羞涩、焦虑、紧张的心理。注意隔离和消除可能引起他们性行为的语言、书籍、画报、电影等环境因素。合理安排他们的课余活动，把他们引导到正当的活动中去，鼓励他们积极参加文体活动，把主要精力放在学习上。帮助他们充分了解两性关系中的行为规范，破除性神秘感。正确区别友谊、恋爱、婚育的关系。

一、 让孩子了解一些青春期性发育的基础知识

由幼年向成年过渡的阶段，称为青春期，一般认为青春期在 13～18 岁，目前由于饮食营养等多种因素有提前趋势。在此期间，体格迅速发育，性功能也逐渐成熟。根据生理发育的特点，青春期尚可分为初期、中期和后期。初期以体格发育为主，身高突增，平均每年增长 5～7 厘米。除骨骼增长外，全身肌肉及脂肪也大大增加，故体重明显上升，平均每年增重 5 千克。中期以内、外生殖器官及第二性征发育为主，女性出现月经。后期则身材体格基本定型，生殖器官趋向成熟。按照发育的顺序，见"青春期女性、男性发育对照表"。

青春期女性、男性发育对照表

年龄（岁）	女性	男性
8～9	子宫发育，骨盆开始变宽，皮脂腺分泌增多	无变化
10～11	乳房、乳头开始发育，阴毛出现	睾丸开始增大
12	阴道黏膜出现变化，乳头、乳晕突出，内、外生殖器变化	喉结开始增大，前列腺开始活动
13	乳头色素沉着，乳房显著增大	阴毛出现，睾丸、阴茎增大
14	月经初潮，腋毛生长	声音变粗，乳房发胀
15	月经渐渐变为排卵性周期，有明显的骨盆变化	阴囊色素增强，腋毛生长，开始长胡须，睾丸增长完成，遗精
16～18	面部长痤疮，骨盆闭合，停止长高	面部长痤疮，身体长毛，骨骺线闭合，停止长高

（一） 女性青春期的发育特征

女性生殖器官发育从性腺，即卵巢发育开始。在雌激素的作用下，乳房和内外生殖器官开始发育。随着卵巢的日益成熟，女孩进入青春期，子宫增大，输卵管增粗，阴道增长变宽，大小阴唇也增大并有色素沉着。此外，其他女性特征亦相继出现，如音调变高，乳房与乳头增大，腋毛与阴

毛生长，脂肪积聚于阴阜、肩、胸、臀部，骨盆增宽变大形成女性体态。由于卵泡发育过程中，伴有周期性激素水平变化，子宫内膜随之增生、脱落与出血，表现为月经来潮。月经第一次来潮，称为初潮。初潮年龄一般在13～15岁，可因环境、气候、生活条件、营养及全身健康状况的影响而提早或推迟。两次月经相隔的时间，即从月经来潮的第一

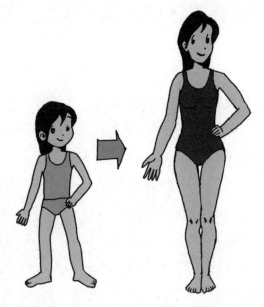

天起至下次月经来潮的前一天止，称为月经周期，大多为28～30天，正常范围为22～35天。正常经血呈暗红色，混有子宫内膜碎片和黏液，偶见小凝血块。经期大多为3～5天，正常范围为2～7天。出血总量平均50毫升左右。行经期间，由于盆腔充血，常伴有下腹坠胀、腰酸感；个别可有轻度神经系统不稳定症状，如头痛、失眠、精神抑郁或易于激动等；或有胃肠功能紊乱表现，如恶心、呕吐、便秘或腹泻。大多数女性在月经期前后几天情绪波动会比较大，甚至会感到厌烦，并且生活环境突然改变或情绪过度紧张、劳累，都可引起月经周期发生改变，这是正常的生理现象，所以不用紧张。不过一定要注意月经期的保暖，尽量不吃冰凉的食物。

接下来主要说说痛经，凡是在经期或经期前后出现较严重的腹痛、腹坠、腰酸或其他不适，影响学习、生活和工作的都称为痛经。大约50%的女性均有痛经，其中10%痛经严重。痛经分原发性和继发性两种，青春期痛经一般是原发性的，即生殖器官无器质性病变的痛经，痛经有遗传倾向。引起痛经的因素有很多，如机械因素、精神因素和内分泌因素等。痛经的疼痛程度不一，重者呈痉挛性，有时伴有恶心、呕吐、腹泻、头

晕、乏力等症状，严重时面色苍白、出冷汗。防治痛经的方法有以下几点。

（1）最简单的方法就是喝点红糖水，或是用暖水袋置于下腹部热敷，加强血液循环，缓解疼痛。

（2）心理暗示，告诉自己月经时轻度不适是正常的生理反应，消除焦虑、紧张情绪，可使疼痛缓解。

（3）月经刚来时可在医生指导下可以服用氟芬那酸，多可缓解并止痛。也可以找中医医生进行调治。但一般不建议用药，容易产生依赖心理。

乳房发育有早迟。在雌、孕激素与垂体生乳素、肾上腺皮质激素的协同作用下，乳腺开始发育，组织内脂肪积聚，乳房渐渐丰满，乳头增大凸出，乳头及其周围的乳晕有色素沉着。乳房发育是女性最显著的第二性征，体现女性的成熟。但青春期少女大多不习惯，也羞于显露自己的健康美，因此往往不愿或不敢挺胸，而是躬身驼背或挑紧身衣穿，日久易造成体姿不良，而紧身衣则影响乳房发育，可致乳头内陷。为避免上述问题，当乳房发育到一定程度（大约 16 岁），已基本定型时，即应佩戴胸罩以支持乳房、防止下垂、促进血液循环和继续发育。选胸罩应尽量选择棉质、柔软的，厚薄适宜、松紧适度的。胸罩太紧会影响乳房的正常发育，太松就起不到支撑的效果，以比较舒适为准。

（二） 男性青春期的发育特征

男孩子在 9 岁以前，睾丸体积较小，长度小于 2.5 厘米。阴茎和阴囊仍处于幼儿型。在 9～11 岁，睾丸长度开始有所增加，阴茎增大，阴囊的皮肤松落、带红色。在阴茎根部及耻骨部有短小、色淡而且较细软的阴毛出现。之后睾丸开始增重、加长，阴茎和阴囊增大，阴毛增长，颜色转黑，稍硬而且稠密。睾丸增大是男性青春期发育开始的信号，一般发生在 9.5～13.5 岁，平均 11.5 岁。半年至 1 年后，阴茎开始增大，阴茎突增的年龄平均为 12.5 岁。在青春期前，阴茎长度一般小于 5 厘米，至青春期末可达到 12.4 厘米。

　　睾丸的主要功能是产生精子和雄激素。精子离开睾丸后，在附睾内停留约 21 天，继续发育成熟，与迅速发育的精囊液、前列腺液等混合，形成精液。精液在体内积累到一定量就会溢出来，称为遗精。遗精是青春期发育过程中男性的正常生理现象，是健康青年男性都要经历的事情，对身体没有伤害，对此不要害怕或好奇，也不要有思想压力。

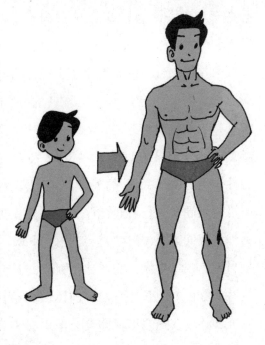

　　男性青春期发育还可能产生的一个问题就是包皮过长，表现为龟头不外露。这种情况很好处理，找正规医院做个包皮环切手术就可以了，不会影响以后的生活。

　　另外说说手淫现象。手淫是缓解性欲望的一种方式，少年通过手淫满足性冲动，这在青春期也是常见的现象。虽然这不是一种正常的满足性冲动的方式，但也绝不是道德品质的败坏或生理上的不正常表现。但过度手淫对身体是有害的。过分追求性快感、不加控制、次数频繁，甚至养成手淫的恶习，不仅消耗体力，而且影响工作和学习，且有可能引起性器官的神经紊乱，如阳痿、早泄以至于影响未来的婚后生活。戒除手淫的方法有以下几点。

　　（1）要有毅力，能够自我控制，不要背思想包袱，只要下定决心一定会戒除的。

　　（2）要培养正当的爱好和高尚的情操，多参加文娱、体育活动。

　　（3）睡觉时内裤不要穿得过紧，被子不要盖得太厚、太重；不要俯卧在床上，可侧卧或仰卧；早晨起床不要依恋床榻，不睡懒觉。

（4）要经常清洁外阴部，保持清洁。

男性第二性征的发育主要表现在阴毛、腋毛、胡须、变声、喉结出现等方面。阴毛开始发育的年龄有很大的个体差异，一般在 11 岁左右开始出现，当然也有早有迟。经 1～2 年后腋毛也开始出现，胡须也随之萌出。13 岁左右声音逐渐变粗，约至 18 岁时完成发育。此外，值得注意的是，男性中会有 1/3～1/2 的人出现乳房发育，经常先有一侧乳头突起，乳晕下可触及硬块并伴有轻微胀痛，一般在半年左右自行消退，属正常现象。另外，我们都听说过"臭男人"，可这个说法是怎么来的呢？伴随着青春期男性体内雄性激素的增加，刺激皮下产生油脂的腺体、皮脂腺生长，可这些小腺体的生长比它们伸向体表的导管生长得要快，结果腺孔被堵塞、发炎、感染，随之出现体臭、黑头粉和丘疹。出现这种情况，不用紧张，只要平时注意勤洗澡，搞好个人卫生就会改善。特别是粉刺，不要去挤，挤压容易留疤或感染，不用在意，这都是正常的生理现象，慢慢就会消失了。

另外，男孩子发育迅猛，常出现身高增长快而体重增长慢、纵向发育快而横向发育慢、骨骼发育快而肌肉发育慢的"三快三慢"现象，导致男生容易形成驼背、低头等不良姿势。这一时期应注意坐、立、行、走的姿势，防止驼背和脊柱弯曲的产生。

二、 父母和老师要加强对少年儿童进行性教育

孩子对性的疑惑最初总是向父母发问的，但由于历史原因和传统观念的影响，不少父母对孩子羞于谈性、无法谈性。心理学家告诉我们，孩子对于性的好奇，就如同婴儿对手、脚的好奇一样，家长如果过于惶恐，以为孩子怎么如此好"色"，贸然加上我们成人的道德观念，那样误会可就大了。性心理学家认为，孩子早期形成的性心理，影响波及几十年。儿时性心理的扭曲，往往在长大成人后，才显露出恶果。因此，要使性教育取

得良好效果，父母对孩子合理的引导是非常必要的。严密封锁有关性方面的知识，回避孩子提出的有关性的问题，不让孩子与异性接触，甚至监视孩子，这样的行为都是不可取的。孩子们在家里接触不到相关信息，还可以通过其他很多途径接触到性信息。每个孩子都有好奇心，家长的态度越隐晦神秘，孩子越会产生探索的欲望，越容易犯错。所以家长应尽可能开明、坦然地与孩子谈月经、遗精等问题，并向他们提供一些有用的知识。对孩子的课外读物进行一定的筛选，指导孩子阅读一些促进他们健康向上的书刊、报纸，陪孩子观赏健康的影视作品或进行一些有意义的娱乐活动，培养孩子高尚的审美情趣。同时，指导孩子与异性交往应采取正确的态度，使理智的头脑分清友情与爱情的界限，珍惜与异性之间纯洁的友谊。充实的生活也可以减缓少年的性冲动，将自身的情感进行升华，因此应指导孩子积极培养有益身心的兴趣爱好，把更多的精力放在追求进步上。

进入青春期后，少年男女之间开始产生一些朦胧的情感，彼此之间可能会产生好感。这种好感与恋爱是有区别的，但由于少年的认识水平、生活阅历方面的不足，他们往往分不清两者之间的区别。如果好感进一步发展，也可能会产生恋情，这其实也是一种自然现象。但是家长、老师及社会对这种现象往往采取严防死打的方式，给不少少年带来了困扰及一定程度的痛苦。对少年的早恋现象，我们应尽量宽容对待并给予合理的引导，允许他们在日记中抒发自身的情感，允许他们适当的思念，把他们对爱情的苦恼转化为奋发向上的动力。但少年毕竟是天真幼稚的，家长应注意引导孩子不要被社会上的不健康观念误导，注意孩子的交友情况，如果发现孩子交友不当，应果断进行干预，不要让孩子误入歧途。

对于那些容易产生早恋的少年，家长及老师应特别关注。什么样的孩子容易早恋呢？一般来说，性格外向、相貌出众的孩子；性格软弱、虚荣心强的孩子；喜爱文艺、情感丰富的孩子；缺乏家庭温暖、生活环境不好的孩子；成绩较差的孩子等。对这些孩子应注意观察，善于发现他们早恋的先兆，如突然变得喜欢打扮、情绪时好时坏、上课心神不定、打电话神神秘秘、学习成绩突然下降等。及时发现这些孩子的异常变化，给予合理的引导，更容易取得较好的效果。

虽然不同的国家对性教育的内涵有着不同的理解，但是随着社会问题的增加和性教育的不断发展，大家逐渐达成了一些共识：性教育不仅仅是性生理知识的教育，还应该在性生理和性心理教育的基础上，将重点置于性的伦理道德教育。学校要通过性科学知识和性伦理道德教育，帮助少年一代树立起对待异性的高尚观念、态度和行为方式，预防和制止违反少年身心发展和社会道德规范的行为，为正确处理恋爱、婚姻、家庭、抚养子女等问题打下牢固的基础。

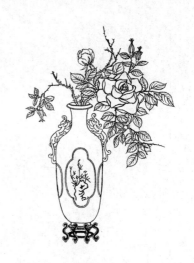

第三章

少年儿童常见疾病的防治

第一节

少年儿童常见疾病的防治原则

少年儿童的体格稳步增长，除生殖系统外，其他器官在 16 岁左右已经接近成人水平，既是增长知识、接受文化教育的重要时期，也是心理发展的一个重大转折时期，因此应该引起我们足够的重视，加强对他们的引导和教育，促进他们全面发展。世界卫生组织将"健康"定义为：健康，不仅是没有疾病和身体虚弱，而且还要有完整的生理、心理和社会的安适状态。这个定义揭示了健康的本质，提出了健康所涉及的很多问题。同时也告诉我们不仅要关注少年儿童的身体健康，更要注重他们心理的健康和稳定，着重培养他们的良好社会适应能力。对于疾病的防治，我们可以采取以下原则。

一、 未病养生、 防病于先

未病先防指未病之前先要预防，主要针对的是健康或亚健康时的人体状态。当人体处于上述两种状态时，要注意运用各种养生保健的方法和手段，增强体质，维护健康，提高生活质量，防止疾病的发生。

二、 欲病救萌、 防微杜渐

当人体出现一些偏离健康的迹象、征兆，但还达不到疾病的诊断标准时，要及时调理、治疗，防止其发展为疾病。即"消患于未兆""济羸劣以获安"。"未病之病"从诊断角度可以将其理解为机体内已经存在疾病的信息，但尚未显化到从症状上表现出来，看上去如同健康人一样（古人对疾病的认识，主要是根据外在的宏观表现，即自觉症状与体征）。这种情况与现代意义上的疾病潜伏期（如传染病的潜伏期），疾病早期有体内病理改变而无临床表现（如恶性肿瘤的早期），或发作性疾病的缓解期（如癫痫、哮喘等疾病的缓解期）等相似，今人将其称为"潜病未病态"。根据现代相关疾病的概念，当人体出现"潜病未病态"时，严格上已经属于"已病"的范畴，只是缺乏明确的诊断依据或目前没有明显的临床表现而已。

三、 已病早治、 防其传变

（一） 已病早治

"已病早治"指有病早发现、早治疗，以防病情加重，主要针对的是已病早期状态。在防治疾病的过程中必须掌握疾病的发生、发展规律及传变途径，做到早期诊断，有效治疗。诊治越早，疗效越好。疾病初期，病情轻浅，正气未衰，容易治愈。《金匮要略》中有：适中经络，未流传脏腑，即医治之。警示人们若一时不慎而感受外邪，必须及时早期治疗，防微杜渐，以防病邪深入于内，要灭病邪于萌芽之时。

（二） 防其传变

治未病还包含一种"既病防变"的观点，从脏腑相关角度及时治疗，防止疾病的传变。已成之病，要采取积极的救治措施，防止病情的逆变，阻止病势的发展。

有些患者旧疾未痊愈又添新病，而新病往往诱发旧疾，因此要严防其并发。

四、 病后调摄、 防其复发

治未病还包括病后调摄，即采取相应措施防止疾病的复发。疾病初愈后的康复阶段，患者大多处在病后余邪未尽，正气尚虚，机体阴阳失去平衡，脏腑组织功能尚未完全恢复正常的状态。这就要求在康复医疗中做到除邪务尽。

当疾病初愈后，应采取适当的调养方法及保健手段，促进机体的完全康复，防止疾病的复发。古人认为疾病痊愈后，如调养不当，可发生复发，并有食复、劳复等的不同。如胃痛、泄泻患者治愈后，患者虚弱的体质尚未好转，一遇生冷不化饮食，很可能重新发病。中医历来强调对疾病要"三分治，七分养"，此时适当用药巩固疗效，注意劳逸得当，生活起居规律，配合饮食调养，不暴饮暴食，不贪食肥甘厚味，以促进早日康复，防止疾病复发。倘若护理失当，饮食不慎，起居无常，过于劳累等，均可助邪伤正，导致疾病复发。

第二节

少年儿童常见的一般性疾病

一、感冒

急性上呼吸道感染简称上感，俗称"感冒"，是学龄期儿童最常见的疾病，主要包括流行性上感和一般类型上感，指鼻部、鼻咽部和咽部的急性感染。

未病先防

90%以上的感冒都是由病毒感染引起的，常见的病毒主要有鼻病毒、呼吸道合胞病毒、流感病毒、副流感病毒等，少数也可由细菌、支原体感染引起。

既病防变

感冒发生的次数与儿童体质、营养状况密切相关。由于儿童的免疫系统发育不够成熟，抗病能力较差，当气候急剧变化、衣被增减不及时，或洗澡受凉，或当风而坐卧，外邪极易乘虚侵入而致病。

因此，预防感冒要从平时着手，适当锻炼身体，增强体质；当气候变化时适当增减衣服，不当风坐卧，不可把空调温度调得过高或过低，避免感受外邪。

（一）　风寒感冒

1. 临床表现

风寒感冒的一般症状有发热、怕风、怕冷甚至出现寒战、无汗、头痛、全身酸痛、鼻塞、流清涕、咳嗽、痰液较稀呈白色，患儿通常没有进食欲望，大小便正常，舌苔薄白。

2. 对症治疗

可用有辛温解表、发散风寒作用的中药，如苏叶、荆芥、防风、前胡等。也可选用含上述成分的中成药，如小儿感冒冲剂。

如果鼻塞不通，并且无汗，可用一根葱白煎汤后加红糖送服。

3. 饮食治疗

（1）新鲜生姜（带皮）3～5 片，红糖适量，煎汤一碗，让患儿趁热服下，以身体微微出汗为好，不可出大汗，以免损失患儿正气。

（2）葱白（带须）3 根，生姜 5 片共捣烂。先煮糯米 50 克，当糯米快熟时放入已捣烂的生姜和葱白，同煮片刻，趁热食之。

（3）葱白 25 克，淡豆豉 10 克，共放入锅内煎汤，加少许红糖，趁热服下，微微出汗即可。

4. 饮食宜忌

（1）可给患儿多吃一些温性食物，如生姜、大葱等。

（2）忌给患儿食用生冷寒凉的食物，如冰镇饮料、冰激凌或在冰箱里存放的其他食物等。

（3）忌给患儿食用寒性及凉性的水果，如西瓜、梨、猕猴桃、香蕉等。

（4）忌给患儿食用酸、涩的食物，如食醋、泡菜，以及山楂、酸枣、乌梅、酸柑等。

（二） 风热感冒

1. 临床表现

患儿发热较重，怕冷、怕风症状不明显，有鼻塞、流黄涕、咳嗽声重，痰液黏稠、色黄，口渴喜饮、嗓子干痒、疼痛，大便干燥、小便较黄，舌质红、苔薄黄或黄厚。检查口腔可见扁桃体红肿、咽部充血。

2. 药物治疗

（1）选用具有辛凉解表、清热解毒作用的中药，如金银花、连翘、菊花、牛蒡子、薄荷、桔梗等。还可选用含有以上成分的中成药，如感冒清热冲剂、小儿热速清口服液等。

（2）在医师指导下抗病毒药物可选用利巴韦林、奥司他韦等。

3. 饮食治疗

（1）菊花20克，茶叶适量，煎汤饮。

（2）白萝卜50克，大白菜50克，二者切碎煎汤饮。

（3）甜梨每次1个（约200克），每天1～2个。

4. 饮食宜忌

（1）可以给患儿多吃白菜、白萝卜、甜梨、甜橙等。

（2）忌给患儿食用酸味、涩味的食物，如食醋、柠檬、柿子等。

（3）忌给患儿食用辛热的食物，如葱、姜、大蒜、辣椒、韭菜、芥菜及大枣、龙眼肉、栗子、核桃、杏等。

（4）忌给患儿食用肥甘厚腻的食物。热病患者或热病刚退的患者，吃肉食容易使疾病迁延不愈，且会使疾病反复发作或出现后遗症。

无论风热感冒还是风寒感冒，如症状严重，应及时到医院就诊。

愈后防复

感冒是儿童常见病和多发病之一，应当积极预防，病后要预防复发，饮食要清淡，穿衣应厚薄适当，房间要通风换气，保持清洁；常常给孩子揉按大椎、风池、合谷等穴位，鼓励孩子适度进行户外锻炼。

二、发热

发热是指机体在致热原的作用下，体温调定点上移而引起的调节性体温升高，当体温上升超过正常值的 0.5 ℃或一昼夜温度波动在 1 ℃时称为发热。

发热并不是一个独立的疾病，它通常是其他疾病的伴随症状。儿童的中枢神经系统发育并不完善，且中医认为小儿脏腑娇嫩，形气未充，较成人更易于感受邪气，出现高热等症。

未病先防

（1）中医认为儿童是纯阳之体，易产生内热，最易感冒发热。饮食要注意科学搭配，防止暴饮暴食、挑食、偏食。这样既能补充人体所必需的营养，又可防止内热产生。当发现有内热迹象，如口臭、大便干结、舌苔黄厚时，可吃一些助消化的中成药，如小儿化食丸、大山楂丸等，以防内热外感而发热。

（2）人们生活要有规律，衣着适度，根据节气变化及天气情况增减衣服。

（3）平时要经常做室外活动，如散步、慢跑、做操、爬山等。这样可提高机体抗病能力，防止外感性发热。

（4）睡觉不要选在通风口处。人在睡眠状态下，汗孔开启，易被外邪所侵袭而致外感性发热。

既病防变

1. 药物治疗

（1）首先应尽快查明发热的原因，做出明确的诊断，针对致热原进行治疗，从根本上控制发热。

（2）如体温超过 38.5 ℃，应采取降温措施。可采用物理降温或药物降温。物理降温可以采用冰袋、温水擦浴等降温方法。药物降温如伤风感冒片、对乙酰氨基酚、布洛芬等。

2. 饮食治疗

（1）将 1 个苦瓜去瓤洗净后纳入茶叶，挂于通风处阴干。每次切苦瓜干 5～10 克，水煮或泡饮。主要用于长期不规则发热。

（2）将 10～15 克青蒿快速洗净、滤干，与 1～2 克绿茶共同放于茶杯中，加盖浸泡 5 分钟后服用。主要用于功能性低热。

3. 按摩治疗

（1）患儿取坐位，面向操作者。操作者先用拇指分别揉按患儿上星及印堂半分钟，随后双手拇指由印堂横推至两侧鱼腰 3～4 次，然后揉按鱼腰，再推向两侧太阳揉按半分钟，最后经耳上推向风池。

（2）操作者转向患儿背后，双手中指或拇指揉按或点按风池半分钟，然后顺推头夹肌 3～5 次，提拔头夹肌中段 3～5 次。

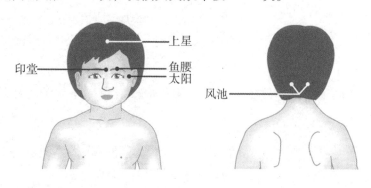

（3）操作者用双手掌搓揉患儿两侧斜方肌和背部肌肉半分钟，提拔斜方肌中段 3～5 次，然后用掌揉患儿大椎及风门至发热，点按大椎和风门。再用双拇指沿患儿脊柱两侧从上到下推至腰部 3 次，然后提拔带脉。

（4）操作者用双手掌心紧贴患儿双肩峰部，两拇指贴在肩峰前面，其余四指贴在肩峰后面，两手同时向下直推至患儿腕部，共推 2 次。操作者再用双手分别握住患儿两手手指有节律地抖动手臂数次。

愈后防复

忌给患儿食用肥甘厚腻的食物。

三、生长痛

生长痛是儿童生长期常见的间歇性发作、原因不明的肢体疼痛，是与生长发育相关的生理性疼痛。

生长痛常见于生长期儿童，女孩较男孩多见，病程长短不一，到青春期可逐渐消失。

主要临床表现是膝关节周围的肌肉、大小腿或脚踝部的疼痛，常呈对称性。通常在活动后或睡眠中发作，以下午、傍晚前后、夜间为主。过度运动或疲劳等可使疼痛加重，休息后可自行缓解，缓解后无任何不适。儿童往往很难描述出疼痛性质，它可以是锐痛、酸胀性钝痛甚至可以是意念痛。疼痛多为间歇性或阵发性，程度可轻可重，但疼痛部位通常固定且无游走性，局部无异常，运动也不受限。

导致生长痛的原因目前还不十分明确，但可能与以下因素有一定关系。

（1）骨骼生长过快。3～12 岁的孩子骨骼生长迅速，而骨骼周围的神经、肌腱、肌肉的生长却相对缓慢，因而产生牵拉痛，尤其在 3～5 岁及 8～12 岁两次生长高峰期最为突出。

（2）代谢产物堆积。儿童活动量大、时间长，导致组织代谢物质产生过多，酸性代谢产物堆积，肌肉极易出现疲劳、疼痛。春夏季节，孩子活动相对较多，因而生长痛春夏季发病率较高。

（3）女孩意志脆弱，对疼痛耐受性相对差，对各种刺激较敏感，因此女孩发病率高于男孩。

另外，过度疲劳、环境潮湿、天气骤变、姿势不良等也是本病的诱因。

未病先防

生长痛不是疾病，但是不适宜的环境、饮食或运动等会加重症状。因此，应当根据病因进行适当预防，如避免孩子过度玩耍，随天气变化及时增添衣服，防止受凉；患上呼吸道感染和肠炎时，要及时进行治疗等。

既病防变

生长痛是肌肉的疼痛，当孩子出现生长痛时，一般不需要做特殊治疗。疼痛发作时，可采取以下措施。

（1）转移注意力。转移注意力是让孩子忽略疼痛的有效方法。父母可以采用讲故事、陪孩子做游戏、看动画片等方法来转移孩子的注意力。此外，对待有生长痛的孩子要比平时更加温柔体贴，家长的鼓励和支持，才是最重要的镇痛良方。

（2）局部热敷、按摩。用热毛巾对疼痛部位进行热敷，这样可以缓和孩子的紧张情绪，从而缓解疼痛带来的不适感。或者按摩孩子的疼痛部位，按摩时一定要注意力度。

（3）减少剧烈运动。生长痛不是病，不需要限制孩子的活动。如果疼痛比较剧烈，应让孩子多休息，使肌肉放松，不可再进行剧烈活动。

（4）补充营养。牛奶、核桃、鸡蛋等均含有较多的弹性蛋白和胶原蛋白，可促进软骨组织生长，家长应该鼓励孩子多摄取此类食物。维生素C对胶原合成有利，孩子可多进食富含维生素C的蔬菜和水果，如小白菜、韭菜、菠菜、柑橘、柚子等。

愈后防复

经过适当的休息、锻炼、按摩、药物治疗，孩子的生长痛会很快治愈，不会产生后遗症或影响其正常的生长发育。

四、 儿童高血压

高血压通常被认为是中老年人常见的慢性疾病，很少会在儿童中发生。但是临床发现，我国少年儿童患高血压的人数在逐年增加，而且还发现许多成年人的高血压也是从儿童期或青春期开始的，因此儿童高血压必须引起我们足够的重视。

儿童高血压是指 3 次或 3 次以上不同时刻平均收缩压和（或）舒张压≥同性别、年龄和身高的儿童血压的第 95 百分位数。

儿童高血压的病因有以下几种：

（1）遗传因素。父母一方有高血压的患儿，在儿童时期已有原发性高血压的概率为 28%；父母双方都患有高血压者，患儿在儿童时期患高血压的概率为 41%；同卵双生子患病率明显高于同胞兄弟。这些都证明高血压具有一定的遗传性。

（2）肥胖。肥胖儿童高血压发病率为正常儿童的 2~3 倍。调查证实，儿童血压与体质指数呈明显的正相关。高血压儿童都有较高的体质指数，因此儿童时期的肥胖是导致成年后患上高血压的因素之一。

（3）不良饮食习惯。家长为了保证孩子的营养，给孩子盲目进补，提供高蛋白、高脂肪、高盐食物，也是导致儿童高血压的重要因素。

（4）心理因素。儿童在备考过程中，由于精神高度紧张，大脑皮层功能紊乱，会导致血管舒缩中枢不能正常调节，引起外周小动脉收缩、阻力增加，进而引发血压上升。

（5）生理因素。发育期，儿童心脏发育迅速，心肌收缩力大大增加，但血管发育往往较心脏略为迟缓，因而导致血压升高。此外，进入青春期的儿童激素分泌增加，神经兴奋性提高，自主神经调节功能紊乱，也可能导致血压升高。

其临床表现有：

（1）一般表现。儿童轻度高血压可以在相当长时间内没有任何自觉症状，各器官功能也大多正常，只有在运动过量或过度疲劳时会出现轻微的头晕、乏力等症状，休息后以上症状可以消除。

（2）并发症。儿童高血压通常伴有脑、肝、肾等靶器官的损害。①脑部表现。头晕、头痛最为常见，如果血压急剧升高可导致脑血管痉挛，出现一过性脑缺血，易发生高血压脑病。②心脏表现。血压持续升高可导致高血压性心脏病，早期无明显自觉症状，失代偿期可出现心悸、气喘、咳嗽等症状，影像学表现为左心室肥厚、心脏增大。③肾脏表现。长期高血压导致肾小动脉硬化，肾功能减退。

未病先防

预防儿童高血压，家长可采取以下几种措施。

（1）帮助儿童保持乐观向上的态度、保持情绪的稳定，尽量避免盛怒、忧伤、恐惧等不良情绪的产生。

（2）帮助儿童养成规律的生活习惯，注意劳逸结合，保证其有充足的睡眠时间。

（3）给儿童提供科学合理的饮食，少吃肥肉等高胆固醇食物，防止食盐过多，多吃新鲜水果和蔬菜。

（4）督促儿童坚持体育锻炼，每天进行有氧运动至少半小时。

（5）定期给儿童测量血压。

既病防变

1. 药物治疗

在开始药物治疗前一定要明确各药物的适应证，儿童抗高血压药物治疗的适应证主要为：继发性高血压、高血压合并靶器官的损害、高血压合并Ⅰ型或Ⅱ型糖尿病、非药物治疗效果不理想等。

小儿高血压患者，应到儿科找专家治疗，在医生指导下用药。

2. 饮食治疗

（1）荷叶冬瓜汤：鲜荷叶50克（干荷叶20克），冬瓜500克。将荷叶剪成小片，冬瓜切成小块，煮沸后加适量的盐调味，滤掉荷叶渣后，即可食用。

（2）芹菜粥：粳米100克，新鲜芹菜（带根）100克。粳米加水煮至半熟后将芹菜切碎放入，煮熟后即可食用。每天早、晚各1次，温服，疗程不少于3个月。

3. 其他治疗

生活方式与高血压的发生密切相关，因此改变生活方式是儿童高血压非药物治疗的主要手段。

（1）控制体重。控制体重是治疗与肥胖相关的高血压的最基本方法。控制体重不仅可以降低体重，还可以减低血压对盐的敏感性，降低心血管疾病等危险因素的产生。

（2）调整饮食。对高血压前期和已经患上高血压的儿童均应进行饮食调整，可以以家庭为基础进行干预，具体措施如下：尽量减少儿童高能量零食和含糖饮料的摄入；增加新鲜水果、蔬菜的摄入；增加粗纤维和不饱和脂肪酸的摄入；减少盐的摄入，建议4~8岁儿童每日盐的摄入量为1.2克，年龄稍大的儿童每天盐的摄入量为1.5克；养成规律的饮食习惯。

（3）改善睡眠质量。督促儿童坚持规律的作息时间，尤其是周末不可睡得太晚，以免扰乱正常的作息；睡觉前不可喝太多水，以免晚上频繁上厕所，影响儿童睡眠质量；选择合适的锻炼时间，以下午锻炼最佳；白天的睡眠时间应严格控制在1小时以内，且不能在下午3时后还睡觉。

（4）避免少年儿童与烟、酒等的接触。

愈后防复

儿童高血压会导致儿童心、脑血管受损害，重者可引起中风和心肌梗死。成年人的心血管病可能始于儿童期，根在少年，不及时防治很可能危害一生。儿童的收缩压每升高 1～2 毫米汞柱，他们成年后患高血压的风险就会增加 10%。因此应当积极防治小儿高血压。

五、 痛经

痛经是指女性在经期及其前后，出现小腹或腰部疼痛，甚至痛及腰骶，每随月经周期而发，严重者可伴恶心呕吐、冷汗淋漓、手足厥冷甚至晕厥，会给日常生活带来较大的影响。该病多发于 15～25 岁及初潮后的 6 个月到两年内，是青春期常见症状之一。

痛经是由于子宫肌痉挛性收缩，导致组织缺血而引起的。临床上常将其分为原发性痛经和继发性痛经。原发性痛经是指生殖器官无器质性病变的痛经；继发性痛经是指由于生殖器官某些器质性病变而引起的痛经。区别点在于有无器质性病变，原发性痛经属于功能性痛经，生殖器官无器质性病变，常发生于初潮后不久，多见于未婚或未孕妇女，在正常分娩后疼痛可缓解或消失；继发性痛经经常发生在月经初潮后两年，生殖器官有器质性病变，如处女膜过小，子宫颈管过于狭窄，子宫位置过于前倾或后屈，或因子宫发育不良、子宫内膜异位症、子宫肌腺病、盆腔炎症、宫腔粘连等。

未病先防

（1）注意经期卫生，经前期及经期少吃生冷和辛辣等刺激性强的食物。

（2）消除对月经的紧张、恐惧心理，解除思想顾虑，心情要愉快，要注意休息。

（3）平时要加强体育锻炼，尤其是体质虚弱者。还应注意改善营养状况，并要积极治疗慢性疾病。

（4）月经期应避免参加剧烈体育运动、长距离骑车和跑步等，以免过度疲劳导致抵抗力下降，诱发感冒等疾病。避免接触冷水，注意保暖，不参加游泳，月经期洗澡应当淋浴，不能坐在浴盆里。

既病防变

1. 临床表现

（1）腹痛。①一般于初潮后数月出现，也有发生在初潮后 2~3 年的女性。②疼痛的时间可于月经前 1~2 天即开始，或月经的第 1~2 天，甚至月经刚净时亦可发生。③疼痛的特点是呈阵发性下腹部绞痛、胀痛、坠痛，并放射到腰骶部及阴道、肛门。一般疼痛可持续数小时甚至 1~2 天，经血外流通畅后疼痛即消失。④腹痛剧烈时，伴有面色苍白、出冷汗、手足发凉，甚至产生晕厥、虚脱等症状。

（2）胃肠道症状。如恶心、呕吐、腹泻及肠胀气或肠痉挛等。一般可持续数小时，1~2 天后症状逐渐减轻、消失。

（3）痛经的体征。下腹部可有压痛，一般无腹肌紧张或反跳痛。

2. 治疗

（1）一般治疗。进行体育锻炼，增强体质。平日注意生活规律，劳逸结合，适当营养及充足睡眠。消除恐惧、焦虑及精神负担。加强经期卫生，避免剧烈运动、过度劳累和受寒。

（2）药物治疗。①前列腺素合成抑制剂。如芬必得。痛时再服用可能效果不明显，而且最少要 3 小时后起作用。②β-受体剂。给药方法有口服、气雾吸入、皮下注射、肌内注射及静脉给药等。

3. 中医治疗

常见证型有气滞血瘀、寒凝血瘀、气血虚弱、肝肾不足等。治疗原则以调理气血为主。

（1）气滞血瘀。经前 1~2 天，或经期小腹胀痛，拒按，月经量少，经色紫暗夹有血块，血块排出后痛减，胸胁、乳房胀痛，舌质紫暗，舌边有瘀斑或瘀点，脉弦涩。以疏肝理气、化瘀止痛为治则，处方为膈下逐瘀汤加味，药物组成为当归、赤芍、刘寄奴、牛膝各 15 克，川芎、桃仁、红花、延胡索、五灵脂、乌药、香附各 12 克，枳壳、牡丹皮各 9 克，甘草 6 克，丹参 30 克。

（2）寒湿凝滞。经前、经期小腹冷痛，按之痛甚，得热痛减，月经量少，色暗有块，畏寒便溏，舌苔白腻，脉沉紧。治则为温经化瘀、散寒利湿，处方为少腹逐瘀汤加味，药物组成为小茴香、干姜、肉桂各 6 克，延胡索、川芎、苍术各 9 克，没药、赤芍、蒲黄、五灵脂、乌药、吴茱萸各 12 克，当归、茯苓各 15 克。

（3）气血虚弱。经后 1~2 天，或经期小腹隐隐作痛，或小腹、阴部下坠，痛而喜按喜揉，月经量少，色淡质稀，神疲乏力，面色少华，食少便溏，舌质淡，脉沉弱。以益气补血止痛为治则，处方为圣愈汤加减，药物组成为人参（另煎）、当归、熟地、鸡血藤各 15 克，黄芪 30 克，川芎、香附、延胡索、炙甘草各 9 克，白芍 18 克，红花 12 克。

（4）肝肾亏损。经后 1~2 天小腹疼痛，腰骶疼痛酸胀，经色暗淡而量少，质稀薄，头晕耳鸣，或潮热，脉细弱，舌苔薄白或薄黄。以益肾养肝止痛为治则，处方为调肝汤加味，药物组成为当归、山茱萸、阿胶（烊化）、山药、香附各 12 克，白芍、巴戟天、熟地各 15 克，甘草 6 克，枸杞子 30 克，牡丹皮 9 克。

4. 饮食治疗

（1）红枣仔鸽汤：仔鸽 1 只（约 300 克），剖洗干净，将红枣 8 枚，当归 10 克，熟地黄 8 克，川芎 8 克放入鸽体内，用牙签将开口闭合。加水适量，隔水蒸烂熟，加入红糖即可。食肉，1 周用 1 剂。

（2）益母草香附汤：益母草、香附各 100 克，鸡肉 250 克，葱白 5 根。将葱白拍烂，与鸡肉、益母草、香附加水同煎。饮汤，食鸡肉。

（3）山楂桂枝红糖汤：山楂肉 15 克，桂枝 5 克，红糖 30～50 克。将山楂肉、桂枝装入瓦煲内，加清水 2 碗，用文火煎剩 1 碗水时入红糖，调匀，煮沸即可。具有温经通脉，化瘀止痛的功效。适用于女性寒性痛经及面色无华者。

（4）当归益母草蛋：当归 10 克，益母草 30 克，鸡蛋 3 个。将当归、益母草、鸡蛋加清水煮至鸡蛋熟后，去壳再煮片刻，去渣取汁。饮汤食蛋，每次 1 个，每天 3 次，连服 5～7 天。适用于血瘀痛经，经血紫暗有块者。

愈后防复

痛经多为原发性痛经，预后好。平时应当保持乐观的态度，加强对月经生理知识的认识，消除对月经的恐惧、紧张情绪，注意营养及经期卫生，行经时避免过度劳累，少吃寒凉生冷或刺激性的食物，并避免淋雨或洗冷水澡、在冷水中劳动等。

六、　儿童多动综合征

儿童多动综合征是一种较常见的儿童行为障碍综合征。通常患儿的智力正常或接近正常，主要表现为活动过多、注意力不集中、情绪不稳、冲动任性，并伴有不同程度的学习困难。

导致本病的病因目前并不明确，多数学者认为与以下原因相关：①脑神经递质数量不足；②脑组织器质性损害；③遗传因素。

此外，许多家长"望子成龙"心切，对孩子早期智力开发过量或教育方法不当，使外界环境的压力远远超过了儿童所能承受的程度，也是造成儿童注意力涣散、多动的原因之一。长期摄入含铅过量的食物、接触铅含量高的环境，也可能会导致多动症。

多动症是儿童期常见的行为问题，最主要症状为注意障碍和活动过度，同时还伴有行为冲动和学习困难、神经发育障碍。

未病先防

本病的预防应当根据病因进行预防。父母的态度对儿童治疗的结果影响极大，父母要和谐地与孩子相处，选择合理的期望水平，建立良好的方式限制患儿某些行为，指导儿童完成一些家务劳动。

孕妇应注意围生期保健，减少胎儿脑损伤机会；宝宝出生后要注意对其的训练，如哺乳、睡眠、大小便等均应培养规律化；从小要给予儿童充分的爱心，不应粗暴打骂，但也不应娇宠；对多动儿童，前述教育原则应早期采用，以防止病情发展；对问题儿童，应尽早咨询儿童精神科医师，以早期得到帮助。

对该病的确诊，可通过症状进行诊断。

（1）注意力不集中症状，且至少持续6个月并达到与发育水平不相称的程度：①学习、做作业或其他活动时，常无法注意细节或因粗心而出错；②完成任务或做游戏时注意力难以集中；③与其谈话时常表现为似乎没在听；④常不能遵照指导顺利完成作业、手工；⑤常难以有条理地完成任务和活动；⑥常回避厌烦或勉强做需要持续用心做的任务（如学校作业或家庭作业）；⑦常将完成任务或活动所需物品丢失（如玩具、铅笔、书、用具）；⑧外来刺激常使其分心；⑨日常活动常健忘。

（2）多动-冲动行为，且至少持续6个月并达到与发育水平不相称的程度：

1）多动。①常在座位上表现为手脚躁动不安或扭来扭去；②常在教室或其他需坐在座位场合离开座位；③常在不恰当场合乱跑或乱爬；④难以静下心来完成或从事休闲活动；⑤常忙个不停或动个不停；⑥常说个不停。

2）冲动行为。①问题未提完脱口说出答案；②难以等着按次序；③常常打断他人交谈或突然闯入他人的活动。

7岁前出现过某些导致功能确实的多动-冲动行为或注意力不集中症

状；2 种或 2 种以上场所（如在学校、工作场所或在家）出现了症状性功能受损；必须有社会、学校或职业功能受损的明确证据；不属于全身发育迟滞、精神分裂或其他精神障碍（如情感障碍、焦虑症、分离障碍、人格障碍）的病程症状。

如果在注意力不集中症状的 9 条中符合 6 条以上，即可诊断为注意障碍为主型；在多动-冲动行为的 9 条中，符合 6 条以上，即可诊断多动-冲动行为为主型；如果两型都符合，则诊断为混合型。

既病防变

目前，临床治疗儿童多动症主要采用心理治疗、行为矫正或药物治疗。

治疗的原则包括：早期及时治疗；药物治疗及教育治疗的综合治疗；患儿、家长、教师和医生多方面配合治疗。

1. 药物治疗

中枢兴奋药对多数病例有效，可改善行为，减少多动，集中注意力。常用的药物有哌醋甲酯、匹莫林，需从小剂量开始，并要监测肝损等药物副作用，须严格遵守专业医师的医嘱。

2. 心理治疗

行为矫正治疗采用表扬、鼓励等支持性心理治疗的正面引导，安排相关的行为训练，强化患儿注意力集中的持续时间，主要采取以下措施：

（1）表扬和鼓励等支持性心理治疗，可以提高儿童学习的主动性，因此，要多对儿童进行表扬和鼓励。

（2）安排一定的训练程序，如使患儿学会在恰当的时间或地点安静地坐着，以减少儿童的过多活动和不良行为。

（3）针对经常发脾气、尖叫等不满行为，可以采用"消退训练"程序。即在特定的环境下，一个人以前被强化的事情，这次没有得到相应的强化时，就会减少再做同样的事情。"消退"和"强化"相结合，即对儿童所做的不满意行为不予理睬，对满意行为给予奖励，消退能取得更好的效果。

3. 中医理论

中医认为本病主要是阴阳失调，心、肝、脾、肾功能不足。本病治疗原则为调和阴阳，平抑肝阳。具体中医辨证分治如下：

（1）心肾不足。症状见记忆力欠佳，自控能力差，多动不安，注意力不集中，遗尿，梦多或有腰酸乏力，面色黧黑，苔薄，脉细软。治法为补益心肾。方药为孔圣枕中丹加减。

（2）肾虚肝亢。症状见手足多动，动作笨拙，性格暴躁，易激动，冲动任性，难以静坐，注意力不集中，并可有五心烦热，盗汗，大便秘结，舌红、苔薄，脉细弦。治法为滋肾养肝。方药为杞菊地黄丸加减。

（3）心脾不足。症状见神思涣散，注意力不集中，神疲乏力，形体消瘦或虚胖，多动而暴躁，言语冒失，做事有头无尾，睡眠不熟，记忆力差，伴自汗盗汗，偏食纳少，面色无华，舌淡嫩，苔少或薄白，脉虚弱。治法为养心健脾，益气安神。方药为归脾汤合甘麦大枣汤加减。

4. 饮食治疗

（1）花生牛奶羹：将30克花生炒熟烘干，研成细末，然后与新鲜的200毫升牛奶混匀，早、晚各服用1次。

（2）桂圆莲米粥：糯米50克，桂圆5克，莲子5克，冰糖适量，用清水将上述食材熬制成粥，每天1次即可。

（3）猪肉莲子汤：瘦肉75克，莲子30克，百合30克，将上述食材放入砂锅内加水煮汤，每天1次。

（4）泥鳅炖豆腐汤：将泥鳅500克，白萝卜250克，豆腐250克，炖熟后加食盐少许，食用。

愈后防复

随着多种治疗方法的应用，儿童多动症的预后是较乐观的。但如不治疗，多动症儿童到成人时，大约有1/3的人出现人格异常。因此，应积极到医院就诊，协助医生对孩子进行训练和教育。

七、　龋齿

龋齿是龋病的俗称，它是一种常见牙体硬组织疾病，是牙齿在以细菌为主的多种因素的影响下，逐渐发生硬组织软化（脱矿）和有机质溶解，使牙组织受到破坏、缺损的一种疾病。

龋齿的病变，是一个由浅入深、由小到大、由没感觉到出现疼痛的过程，是牙齿硬组织逐渐被破坏的缓慢过程。

少年恒牙的龋齿最常发生于磨牙，尤其是下颌的第一、第二磨牙（第六、第七

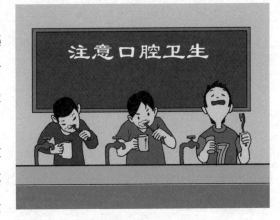

恒牙），其次是上颌的第一、第二磨牙，再次为上下颌的双尖牙（第五恒牙）和上颌的侧切牙（第四恒牙）；尖牙和下颌的切牙很少发生龋齿。

龋齿常出现在牙齿的窝沟，其次是两牙之间的邻接面和牙颈部。

大多数少年的下颌磨牙易患龋齿，是因为该处的窝沟又狭又深，有些甚至呈潜掘型，容易残留食物和滋生细菌，且不易清洁，因此为菌斑的滋生和细菌的产酸致龋创造了有利条件。但磨牙（尤其上颌磨牙）的舌面却很少致龋，主要因为这些部位经常受到咀嚼过程中舌头的擦洗作用。

未病先防

（一）　选择合适的牙刷与牙膏

1. 牙刷的要求

刷毛尖端要细而圆且有弹性，刷毛过硬容易导致牙龈损伤和牙体磨

损；刷毛间隔过密，会因无法伸入牙缝而无法剔除食物残渣及污物；选用牙刷时，可用手指压一下刷毛，如果手指有刺痛感则表示刷毛太硬；如果刷毛来回弯曲自如、手指有点痒的感觉，表示刷毛比较软。

一般来说，当孩子长出第一颗恒牙后，即应选择有环形刷毛的牙刷，毛刷边缘要柔软，能完全包围每颗牙齿，以达到彻底清洁的目的。少年可使用成人型保健牙刷。

牙刷在使用前先用温盐水浸泡 1 分钟左右，这样可以使刷毛柔软而且还有杀菌作用。牙刷用过后，要用清水冲洗刷毛内部，并尽量甩去水分。将牙刷头向上放在漱口杯内，同时要将漱口杯放在通风的地方，这样可以保证牙刷头干燥，减少细菌的滋生。牙刷通常 1 个月就需要更换 1 次，最长不可超过 3 个月。

2. 牙膏的要求

在为孩子挑选牙膏时，应首先考虑抗龋作用，同时兼顾生活习惯和自身特殊需要。比如，生活在高氟地区的人就不可再使用含有氟的防龋牙膏了，可改用消炎止血牙膏或一般牙膏。同时还要学会正确使用药物牙膏，药物牙膏含药浓度一般不会很高，否则会刺激或损伤口腔黏膜。所以，当我们使用药物牙膏时，每次用量应比一般牙膏略多；刷牙后应口含牙膏泡沫 1~2 分钟，然后再漱口，使牙膏里的药物能充分接触牙体与牙周组织，以提高疗效。

（二） 学会正确的刷牙

牙科专家建议科学的刷牙要遵循"三三三"原则，即每天刷牙 3 次，每次刷牙应在饭后 3 分钟，每次刷牙时长在 2~3 分钟但不超过 3 分钟。如果刷牙时间过长或力度过大会损害牙齿上的保护膜。

（三） 增强抵抗力

细菌和菌斑要导致龋齿必须通过人体才能起作用，因此要预防龋齿的发生和发展，除了主要的刷牙、漱口等口腔清洁措施外，还必须增强自身的抵抗力。

龋齿的治疗遵循以下原则：阻止病变的继续发展，保护健康的牙髓，恢复牙齿的外形和功能，维持牙列的完整性。

（1）对无或仅有少量组织缺损的静止龋齿可暂不治疗。

（2）对无明显缺损的浅龋，可用药物疗法、再矿化法治疗，有窝沟处者用窝沟封闭疗法。

（3）对已有牙体缺损的静止龋、浅龋、中龋，可进行填充治疗。

（4）对急性龋和猖獗性龋在窝洞制备后，做暂时充填或封药后，先做再矿化法治疗，然后再进行永久性充填治疗。猖獗性龋应进行全口患牙治疗设计和全身疾病的治疗。

（5）对继发龋的治疗，原则上应清除原充填体或修复体，再按浅、中、深龋治疗原则处理。

（6）中药治疗。①若齿龈红肿热痛或有寒热、口有秽臭，或齿孔出脓，苔黄腻，脉弦数者为风热实火，治以清泄阳明实热。方用生石膏30克、竹叶6克、生山栀9克、金银花16克、连翘15克、赤芍10克、胡黄连9克、黄芩9克，水煎服。②若齿龈不肿，其痛日轻夜重，微寒不热，口无秽臭，齿根易于动摇，舌红，少苔，脉弦细数者，为阴虚火旺治宜滋阴降火。方用生地黄25克、玄参10克、麦门冬12克、牡丹皮9克、知母9克、黄柏6克、川牛膝9克、肉桂3克，水煎服。③龋齿止痛方：方法一，生地黄12克，冰片1克共捣为小丸，痛时将药丸放于龋洞处。方法二，花椒1粒放于龋洞上用力咬住。

参照本病"未病先防"，防止龋齿复发。

八、 近视

近视是指因眼轴过长或屈光力相对过强，在调节静止的前提下，平行光线经眼的屈光系统屈折后，远处的物体不能在视网膜上成像，而在视网膜之前就形成焦点的屈光状态。简单来说，近视就是眼睛看不清远物却能看清近物的症状。

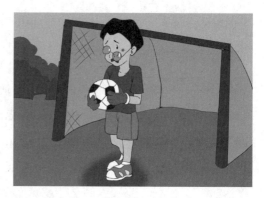

1. 遗传因素

近视与遗传因素有密切关系，研究表明高度近视属于常染色体隐性遗传，一般性近视为多因子遗传（既服从遗传规律也要有环境因素的参与）。

2. 环境因素

用眼距离过近、阅读姿势不正确等不良的卫生习惯均会导致眼睛的过度调节，因而产生近视。

（1）用眼距离过近。少年近视多由长期近距离用眼引起的。少年眼睛的调节性很强，即使书本与眼睛的距离只有7~10厘米时仍可看清。但如果经常以此距离看书，就会导致眼睛的调节异常紧张，从而可形成屈折性（调节性）近视，即所谓假性近视。如果长期过度调节，就会使睫状肌不能正常的收缩；同时还使眼外肌过度收缩，眼内压增高，眼内组织充血；加上少年眼组织比较娇嫩，眼球壁受压逐渐延伸，眼球前后轴变长，超过了正常值就形成了轴性近视眼，即所谓真性近视，可分为轻度近视（300°）、中度近视（300°~600°）、高度近视（600°以上）。

（2）用眼时间过长。长时间的阅读与写字同样可以增加眼的调节使辐辏产生疲劳，眼内肌和眼外肌长时间处于紧张状态。久而久之，当看远处物体时，眼睛的肌肉因痉挛不能放松，就会感到模糊而形成近视。

（3）照明光线过强或过弱。光线太强，会引起强烈反射，刺激眼睛，使眼睛不适，难以看清字体；光线过弱，照明不足，眼睛不能清晰地看清字体，头部就会不自觉地向前凑近书本。以上两种情况均容易导致眼睛疲劳，使眼睛过度调节或痉挛而形成近视。

（4）阅读姿势不良。边走路边阅读、在车厢阅读、卧床阅读或伏案歪头阅读都是不良的阅读习惯。因为在这些情形下阅读时眼睛和书本距离无法固定，两眼视线上下左右均不一致，加之照明条件不好，很容易使眼睛调节紧张，加重眼睛负担，经常如此极有可能引起近视。

（5）射线的影响。随着科技的发展，电视机、游戏机、电脑等电子产品涌向家庭，荧光屏发出的射线及屏幕上急速变化的画面、闪烁变换的色彩都在无形中增加了眼睛的负担，很易使眼睛干燥和眼肌疲劳，直接引起少年的近视。

（6）饮食不当。过食甜食或偏食导致微量元素（锌、钙等）缺乏也可引起近视。

近视的临床表现有：

（1）视力减退。近视眼最突出的症状是远视力逐渐下降，视远物模糊而近视力正常。高度近视因屈光间质混浊和视网膜、脉络膜的变性，其远视力与近视力均下降，有时还伴有眼前黑影。

（2）视疲劳。近视眼可以通过改变目标距离即改变焦距而不需自身调节即可得到清晰的图像，因而很少产生因调节所致的视疲劳。但近距离工作时需过度使用辐辏，破坏了调节与辐辏的平衡，容易导致肌性视疲劳。可表现为眼胀、眼痛、头痛等症状。

（3）外斜视。中度以上近视在近距离作业时很少或不需要使用调节，其相应的眼辐辏作用也减弱，可导致眼位向外偏斜，形成外斜视。

（4）眼球突出。高度近视多属于轴性近视，由于眼轴不断增加，眼球变大，外观上表现为眼球突出。

未病先防

近视一旦形成，眼睛的解剖结构即发生了改变，目前除了佩戴合适的凹透镜矫正其屈光不正外，尚无科学、合理、疗效确切的治疗方法，因此控制近视必须充分重视其预防工作。

（1）严格控制看电视、玩电子游戏、应用电脑的时间。限制一次使用计算机、看电视的时间不超过 40 分钟。看电视时，电视的高度应与视线相平，眼与荧光屏的距离不小于荧光屏对角线长度的 5 倍。

（2）培养良好的阅读姿势。正确的阅读姿势应为将书本放在距眼睛 30 厘米的地方端坐阅读，不可在床上躺着阅读，更不可趴在桌子上阅读。

（3）提供强弱合适的照明光线。家庭照明时，应该在书桌的左上角放置 60 瓦白炽灯，这样可保证足够照明强度，又可使灯光投射的角度适宜。学校照明应根据教室采光的条件、房间的大小安装合适的照明设备。

（4）坚持每天做两次眼保健操。眼保健操是根据中国传统医学的经络按摩理论编制而成，通过按摩眼睛周围的不同穴位，可以起到消除眼睛疲劳、放松眼部肌肉、增进视力的作用，因此必须每天坚持做两次眼保健操。

（5）安排科学的作息时间。培养少年良好的生活作息习惯，可采取必要的措施督促他们定时睡觉和起床，保证充足的睡眠时间，并且保证每天有 1 小时的户外活动时间。

（6）保证充分的营养素。摄入丰富的蛋白质（肉、鱼、蛋、奶等），注意补充钙、锌、硒等微量元素，多食含铬丰富的食物，如动物肝脏、动物肾脏、玉米、小麦等，多食富含维生素的食物。

既病防变

（一）验光与配镜

（1）佩戴合适的眼镜是绝大部分屈光异常患者必需的治疗手段，当前各种各样的治疗方法（手术治疗除外）只是对假性近视、部分轻度近视有效或暂时有效。

（2）科学验光、定期复查是合理戴镜必须遵守的原则。

（二）药物治疗

1. 中药治疗

屈光不正的全身用药治疗以中药为主，在治疗过程中同样要遵循辨证论治的原则。

（1）肝肾阴虚型：临床表现为眼睛干涩、耳鸣目眩者。治疗以补肝益肾、开窍明目为主。可以用熟地黄、枸杞子、五味子、菊花等中药。

（2）肾虚血瘀型：临床表现为眼睛酸痛、眉棱骨痛、眼眶胀痛者。治疗以补肾明目、活血通络为主，常用的中药有当归、红花、鸡血藤、升麻、冰片等。

2. 经络疗法

目前临床上应用较多的有：针刺穴位、按摩穴位等。针刺穴位通过刺激穴位将信息传入中枢神经，抑制视觉下中枢的功能，降低睫状神经兴奋性，解除痉挛，拉紧韧带，减少屈光度数，提高视力。穴位按摩治疗近视的原理与穴位针刺基本相同。

愈后防复

参照本病"未病先防"，防止近视复发。

九、 缺铁性贫血

缺铁性贫血是由于体内铁缺乏导致血红蛋白合成减少而引起的一种小细胞低色素性贫血。在我国少年中，因缺铁而引起的贫血占贫血总人数的90%以上。

铁是合成血红蛋白所必需的原料，任何导致体内铁缺乏的原因均可引起缺铁性贫血。

（一） 缺铁的原因

1. 铁的需求增加

少年时期各组织、器官迅速生长、发育、成熟，活动量猛增，对铁的需求增加。所以一旦摄入不足，就可引起缺铁性贫血。

2. 铁的摄入不足

食物中的铁供应不足是少年缺铁性贫血的主要原因。少年偏食、挑食等均可导致铁的摄入量不足。

3. 铁的丢失过多

外伤等原因引起的大量失血，或钩虫病、直肠息肉、鼻出血等原因引起慢性失血，或初潮后少女月经量过多等均可引起铁的丢失过多。

4. 铁的吸收不足

饮食搭配不合理、长期慢性腹泻、反复感染等均可导致铁的吸收不足，影响铁的利用。

（二） 缺铁对人体的影响

1. 对造血系统的影响

衰老红细胞被破坏后释放的铁和经过小肠吸收的食物中的铁，经过转铁蛋白转运到幼红细胞及储铁组织。幼红细胞中的铁与原卟啉在线粒体中结合，形成血红素，血红素再与球蛋白结合形成血红蛋白。缺铁时，血红蛋白合成不足，新生的红细胞内的血红蛋白含量不足。但缺铁对细胞的分裂、增殖影响较小，因而红细胞数量减少不如血红蛋白减少明显，因而缺铁形成的是小细胞低色素性贫血。

2. 对非造血系统的影响

体内许多酶如过氧化酶、核糖核苷酸合成酶等，其活性依赖铁的水平，而这些酶与生物氧化、胶原合成、神经介质的合成与分解等有关。因而，缺铁时这些酶的活性降低，细胞功能紊乱而出现一些非血液系统的表现。

（三） 缺铁性贫血的临床表现

1. 一般表现

皮肤黏膜苍白，以下眼睑、口唇、甲床处最明显，面色萎黄，身体消瘦、神疲乏力，还伴有头晕耳鸣、眼前发黑等症状。

2. 髓外造血表现

肝脏和脾脏出现了不同程度的肿大。一般来说，发病的年龄越小、病程越长、贫血程度越重，肝脏、脾脏的肿大也就越明显。

3. 非造血系统表现

（1）消化系统食欲减退、恶心、呕吐，少数有异食癖（特别喜欢吃头发、泥土等物品），还可出现舌炎、舌乳头萎缩，严重的患者还可以出现慢性萎缩性胃炎。

（2）神经系统注意力不集中，记忆力减退，学习成绩下降，易激惹、智力较同年龄者低。

（3）心血管系统主要在患者明显贫血时，可出现心率加快、心脏扩大甚至心力衰竭等症状。

（4）其他症状如皮肤干燥、角化甚至萎缩、毛发容易折断和脱落；指甲不光滑，抵抗力下降等。

4. 诊断

（1）血象。网织红细胞正常或轻度减少，血红蛋白减低较红细胞减少明显，呈现典型的小细胞低色素型贫血。

（2）骨髓象。骨髓增生活跃，幼稚红细胞增生活跃，粒红比例降低，中幼红细胞体积减小，比例增多，边缘不整齐、胞质少。

（3）生化指标。血清铁蛋白 < 12 微克/升、血清铁 < 10.7 微摩尔/升、转铁蛋白饱和度 < 15%。

未病先防

1. 注意休息、适量活动

本病起病缓慢，病程较长，病情较轻者要避免剧烈活动，做适合自身的运动；病情较重者应根据自己的活动耐力情况制定活动的强度和休息的方式，以不感到疲劳为宜。

2. 合理安排饮食

防治缺铁性贫血最重要的是合理营养，增加膳食内铁的吸收。

（1）瘦肉、鸡鸭鱼肉及猪肝是最好的补铁食物。动物性食物所含的铁多为二价铁，植物性食物多为三价铁，二价铁较三价铁更容易被机体吸收，而动物性食物中，牛奶及奶制品中铁的含量不很高，吸收率不如鸡鸭鱼肉、猪肝。因此三餐中尽量添加瘦肉、肝脏等动物性食物。

（2）维生素 C 可以促进二价铁的吸收，还可以将三价铁还原为二价铁，使铁的摄入明显增加。橘汁和番茄汁中含有大量的维生素 C，因此提倡饭前喝一杯橘汁或者吃一个生番茄。

（3）茶叶、咖啡等对铁的吸收有限制作用，因此饭后不可马上喝茶或咖啡。

（4）主食多吃粗面粉，粗面粉含铁量比大米高得多。

其他方面还有，烹调用具宜用铁制的锅；积极治疗胃肠道疾病及寄生虫感染。

既病防变

治疗缺铁性贫血的关键是：尽可能除去引起缺铁性贫血的原因和补充足量的铁。

1. 病因治疗

（1）饮食不当者安排合理的饮食，纠正偏食、挑食的习惯。

（2）多摄入含铁和含维生素 C 的食物。

（3）积极治疗原发病，如驱除钩虫等。

（4）控制急慢性失血。

2. 铁剂治疗

（1）口服铁剂。一般尽量用口服药治疗，最常用的制剂为硫酸亚铁（含铁 20%）、富马酸亚铁（含铁 30%）、葡萄糖酸亚铁（含铁 11%）。剂量以元素铁计算，一般为每天 1~2 毫克/千克，分 2~3 次服用。如果服用铁剂有效，2~3 天贫血症状即可减轻，3~4 天网织红细胞升高，服用 1 周左右血红蛋白开始升高，6 周左右可恢复正常，直至血红蛋白达到正常水平后 2 个月左右停药。

液体铁剂可使牙齿变黑，服用时要用吸管或滴管。口服铁剂时，可出现恶心、呕吐、厌食、胃部不适及疼痛等副作用。从小剂量开始服用，副作用明显时可在饭后服用，以减少胃肠道的刺激反应，3～4天后改为两餐之间服用，以利于吸收。服用铁剂后大便会变黑或出现柏油样便，停药后即可恢复。

（2）注射铁剂。仅在下列情况下应用注射铁剂：①肠道对铁的吸收不良，例如胃切除或胃肠吻合术后、慢性腹泻、呕吐等；②口服铁剂不耐受，铁剂口服后出现严重胃肠道反应。常用的铁注射剂有右旋糖酐铁及山梨醇枸橼酸铁。

铁剂漏入皮下可导致局部组织坏死，需在医院正规使用。

3. 输血治疗

严重贫血时，可以多次少量输入浓缩红细胞，以尽快改善贫血症状。

4. 中医辨证治疗

（1）脾肾阳虚型。主要症状为畏寒肢冷，面色苍白，食少便溏，发育迟缓，神疲乏力，舌质淡，舌体胖，脉沉细无力。遵循温脾补肾、益气养血的原则，应用熟地黄、当归、鹿角胶、肉桂等中药。

（2）肝肾阴虚型。主要症状为面色苍白，两颧潮红，头晕耳鸣，潮热盗汗，口舌干燥，腰膝酸软，指甲枯脆，舌红苔少，脉细数。遵循补肝养肾、补阴养血的原则，可以选用山药、焦山楂、太子参、龟板胶等中药。

（3）心脾两虚型。主要症状为面色萎黄，发枯易脱，食少纳呆，心悸气短，头昏目眩，口唇苍白，爪甲色淡，舌质虚胖，苔薄白，脉细弱。遵循补脾养心、益气生血原则，可以选用党参、黄芪、白术、白芍、熟地黄、龙眼肉、酸枣仁等中药。

5. 饮食治疗

（1）阿胶红枣木耳粥。阿胶15克、黑木耳10克、糯米100克、红枣数枚。先将阿胶磨碎备用，黑木耳用冷水泡发，洗净，大枣去核。将黑木耳、大枣与糯米煮粥将熟时，加入阿胶，烊化即可。每天早、晚2次温热服食。

（2）菠菜猪血汤。新鲜菠菜 500 克、猪血 250 克。先将菠菜洗净，用开水焯过后切段。再将猪血洗净，切小块后放入铁锅内加水煮开，然后加入菠菜一起煮汤，煮熟后根据个人口味加入适量的盐调味。每天 1 次或隔天 1 次，连服 2 ~ 3 次。

（3）木耳枣肉汤。黑木耳 10 克、瘦猪肉 60 克、大枣数枚，皆放入锅中煮汤食用。早、晚各 1 次。

愈后防复

参照本病"未病先防"，防止复发。

十、 性早熟

性早熟是指女孩在 8 岁以前，男孩在 10 岁以前出现青春期特征即第二性征的一种内分泌疾病。性征与真实性别一致者为同性性早熟，不一致者为异性性早熟。性早熟因发病机制和病因不同而分为中枢性（真性）性早熟和外周性（假性）性早熟两种。

临床表现变异较大。女孩起病最早可在出生后 1 个月开始有阴毛生长，3 个月时出现月经来潮，发病迟者可在儿童期出现症状。一般现有乳房发育，继之出现阴毛，阴道分泌物增多，外生殖器发育，最后月经来潮，腋毛出现。月经周期开始时不规则，也无排卵，但经过数年后，卵巢发育成熟，月经周期开始规则，并有正常排卵，此时有妊娠能力。

男孩表现过早的阴茎和睾丸同时增大，以后会有阴茎勃起，出现阴毛、腋毛、胡须、痤疮及声音变粗，甚至可有射精现象，肌肉容量增加，皮下脂肪减少。

在性发育的过程中，孩子有身高、体重的增长过快及骨骼的成熟加速。骨骺较同龄人提前闭合，骨骼生长时间较短，因此孩子最终身高较一般人矮，约有 1/3 的孩子成年后身高不足 150 厘米。

颅内肿瘤所致者在秉承早期常仅呈现性早熟表现，后期始出现颅压增高、视野缺损等定位征象。

既病先防

饮食宜多吃新鲜蔬菜、水果和富含蛋白质的鱼类、豆制品，少吃含脂过多的食品；关心孩子的心理发育，以免出现身心发育不平衡而致情绪障碍；开展正常的性教育活动，使孩子顺利过渡至青春期；儿童禁止服用含有性激素类的滋补品，如人参蜂王浆、鹿茸、新鲜胎盘、花粉等，以预防假性性早熟的发生；儿童不使用含激素的护肤品；不食用含生长激素合成饲料喂养的禽畜类食物。

既病防变

本病的治疗应依据病因而定，如肿瘤引起者应手术摘除或进行放疗和化疗；甲状腺功能减退者给予甲状腺激素补充治疗；先天性肾上腺皮质功能增生者采用皮质激素制剂治疗。

1. 激素疗法

目前治疗 CPP 的首选药物是 GnRH（促性腺激素释放激素）类似物以抑制垂体促性腺素的分泌，但使用 GnRH 类似物治疗时会直接减少体内的生长激素的分泌，使生长受到抑制，生长速率减缓，因此，应联合使用生长激素，增加身高。生长激素促生长治疗应及早开始，患者终身高增长与生长激素开始治疗时间及持续时间相关。

性腺激素其机制是采用大剂量性激素反馈抑制下丘脑垂体病促性腺激素分泌，如甲羟孕酮、环丙孕酮等。

2. 中药疗法

本病中医认为病机为阴阳失调，阴虚火旺，相火妄动，而至天癸早至。治以补其不足，泻其有余为原则。虚者补其不足，清其虚火，调节阴阳。实者清泻其火。虚实夹杂者攻补兼施、标本兼顾。

（1）相火偏亢证，治以滋补肾阴，清泻相火。方以知柏地黄丸加减：生地黄、知母、黄柏、龟板、旱莲草、山茱萸、牡丹皮、茯苓、泽泻等。

（2）肝经湿热证，治以清热利湿，疏肝泻火。方以龙胆泻肝汤加减：牡丹皮、栀子、龙胆草、白芍、当归、生地黄、柴胡、通草、夏枯草等。

（3）肝郁气滞证，治以疏肝解郁，理气散结。方以逍遥散加减：柴胡、当归、白芍、白术、茯苓、薄荷、甘草等。

3. 饮食疗法

性早熟的饮食治疗不在于应该吃什么，而是不要吃什么。以下食物在选择的时候，需要特别谨慎：

（1）滋补的中药，如冬虫夏草、人参、桂圆干、荔枝干、黄芪、沙参等。中医指出，越是大补类的药膳，越易改变孩子正常的内分泌环境，造成其身心发展不平衡。

（2）反季节的蔬菜和水果，如冬季的草莓、葡萄、西瓜、番茄等，春末提前上市的梨、苹果、橙子和桃等。

（3）快餐、油炸类食品，特别是炸鸡、炸薯条和炸薯片，过高的热量会在儿童体内转变为多余的脂肪，引发内分泌紊乱，导致性早熟；而且，食用油经反复加热使用后，高温使其氧化变性，也是引发性早熟的原因之一。

愈后防复

参照本病"未病先防"，予以愈后调护。

十一、 急性肠胃炎

急性肠胃炎是胃肠黏膜的急性炎症，临床表现主要为恶心、呕吐、腹痛、腹泻、发热等。本病常见于夏秋季，其发生多由于饮食不当，暴饮暴食；或食入生冷腐馊、秽浊不洁的食品。儿童胃肠道功能比较差，对外界感染的抵抗力低，容易发病。

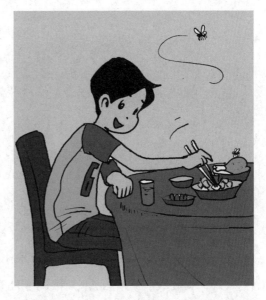

未病先防

本病一般预后良好，但对一部分抵抗力差的孩子，病菌可侵入血液引起菌血症，而对一些暴泻的孩子可因大量体液丢失而致脱水，甚至休克。"病从口入"，食品卫生尤为重要，勿进食病死牲畜的肉和内脏，肉类、禽类、蛋类等要煮熟后方可食用，勿饮生水。加强锻炼，增强体质，使脾旺不易受邪。心情舒畅，保持胃肠功能平衡。节饮食，以利脾胃受纳吸收功能。慎起居，避风寒乃阴平阳密，精神乃治。

既病防变

急性胃肠炎的治疗要针对病因，若是由消化不良引起的，可以调整饮食并服用乳酶生、酵母片等；如是由身体的其他疾病引起，可选用抗生素并在医生指导下使用，并积极治疗引起的这个疾病；如是不合理使用抗生素引起的，就需在医生指导下，合理使用抗生素。

1. 西医对症处理

孩子呕吐、腹泻失水可用口服补液盐，也可到医院静脉滴注补充水和电解质（我怕得钠锌）；高热时，采用物理或药物降温；缺钾补钾，缺钙补钙；有代谢性酸中毒或休克时，应及时送医院急救。

2. 中医辨证治疗

急性胃肠炎属于中医"泄泻""呕吐"等范畴，有寒湿、暑湿、积滞及虚寒等型。

（1）寒湿型。宜散寒燥湿、芳香化浊，可服用藿香正气丸、六合定中丸等。

（2）暑湿型。宜清暑化湿、调理肠胃，可服用暑湿正气丸等。

（3）积滞型。宜消食导滞和中，可服保和丸治疗。

（4）虚寒型。宜温中散寒、补益脾胃。可服附子理中丸、参苓白术散等。

3. 饮食调理

（1）莱菔子（萝卜子）粥：莱菔子 10 克，粳米 50 克。先将莱菔子炒至香熟，然后研成细末。将粳米加水煮粥，再加莱菔子末调和食用。

（2）豆蔻粥：豆蔻 5 克，生姜 2 片，粳米 50 克。将豆蔻捣碎研末，将粳米加水煮沸后加生姜及豆蔻末煮成粥食用。

（3）香姜脱脂奶：丁香 2 粒，姜汁 5 毫升，脱脂奶 250 毫升。将姜汁、脱脂奶及丁香同放锅内煮沸，去丁香加少许糖饮用。

（4）糖炒山楂：山楂 30 克，红糖 15 克。将去核的山楂与红糖炒 5 分钟，用开水泡后饮用。

愈后防复

孩子的急性胃肠炎是很容易预防的，只要家长了解发病原因，合理调节孩子的饮食，注意气候变化，防止感染，就可以使自己的孩子不得这种病。重视个人卫生及卫生教育。注意家庭卫生，装纱窗，扑灭苍蝇、蟑螂，以及环境清洁。避免带孩子到人多聚集的公共场所。孩子的食器注意安全及清洁。避免孩子吃生冷不洁的东西。

十二、寄生虫病

寄生虫病是一些寄生虫寄生在人和动物的身体里所引起的疾病。寄生虫病是世界上分布广、种类多、危害严重的一类疾病。寄生虫病有蛔虫病、蛲虫病、绦虫病等种类，是儿童时期的常见病、多发病。

寄生虫病的发生主要与传染源、传播途径和易感人群 3 个环节密切相关。

（1）传染源。包括带虫（囊）者、储存寄主和转续寄主。

（2）传播途径。主要有：①经口感染，如食入被感染性蛔虫卵或阿米巴包囊污染的水或食物后，可感染蛔虫病或阿米巴病。②通过吸血的媒介昆虫传播，如被感染疟原虫的蚊子叮咬后可患疟疾。③经皮肤感染，如钩虫的丝状蚴可直接钻入寄主皮肤而使之感染。④经胎盘感染，如先天性疟疾、先天性弓形虫病等。⑤经呼吸道感染，如原发性阿米巴脑膜脑炎系经鼻腔黏膜感染的。⑥其他方式，如输血可感染疟原虫等。

（3）易感人群。无免疫力的人群或免疫力较低的孩子易感染流行的寄生虫病。

当以上 3 个环节同时存在时，即可发生寄生虫病的流行，反之如切断某一环节，就可控制寄生虫病的流行。因此要控制感染源，对寄生虫感染者进行驱虫治疗。应有计划在孩子聚集场所进行普查普治。养成良好的卫生习惯，做到饭前便后勤洗手，不吃生食、不饮生水及不吃不洁食物。勤洗会阴部，纠正孩子吸吮手指的不良习惯。

既病防变

我国寄生虫种类多，分布广泛，孩子易感染的主要是蛔虫病、蛲虫病及绦虫病。

（一）蛔虫病

蛔虫病是由蛔虫所引起的肠道寄生虫病。蛔虫寄生于小肠内，乳白色，形似蚯蚓，虫卵随粪便排出体外。因食用被蛔虫卵污染的饮水、食物而经口感染。

1. 临床表现

人感染蛔虫后，大多无明显临床症状，称带虫者或蛔虫感染。主要表现为：

（1）幼虫移行到肝表现为右上腹痛，肝脏肿痛，右胁压痛，肝功异常；幼虫移行到肺可出现轻微咳嗽。

（2）成虫所致常见消化道症状，轻者表现为食欲不佳、厌食、偏食，异嗜癖。重者表现为脐周一过性腹痛，痛无定时，反复发作，痛时喜揉按腹部，多无压痛和肌紧张，易发生恶心、呕吐、轻度腹泻或便秘。大量蛔虫寄生可导致营养不良。

（3）可见精神萎靡或兴奋不安，烦躁，易怒，易惊，磨牙和惊厥。

（4）少数可见过敏症状，严重时可见肠梗阻、胆道蛔虫症、肝脓肿及蛔虫性阑尾炎和腹膜炎。

2. 诊断要点

（1）可有吐蛔、排蛔病史。

（2）反复脐周疼痛，时作时止，腹部有条索状物或团块，轻揉可散，食欲异常，形体消瘦，可见挖鼻、咬指甲、睡眠磨牙、形体消瘦等。

（3）发生蛔厥、虫瘕时，可见阵发性剧烈腹痛，伴恶心呕吐，甚或吐出蛔虫。蛔厥的患者，可伴有畏寒、发热，少数出现黄疸。虫瘕时，腹部可扪及虫团，按之有活动性绳索感，大便往往不通。

（4）实验室检查应用直接涂片法、厚涂片法或饱和盐水浮聚法，若检出粪便中蛔虫卵，即可确诊，但粪检未查出虫卵也不能排除本病。

3. 对症治疗

（1）驱虫治疗。按医嘱服用阿苯达唑、甲苯达唑等驱虫药物。

（2）中医辨证治疗。总以驱蛔杀虫、调理脾胃为治则，方用使君子散加减。常用药使君子、苦楝皮、槟榔、甘草等。腹痛明显加川楝子、延胡索、木香行气止痛；腹胀坚实，大便不畅，加大黄、枳实或玄明粉通腑下虫；呕吐加竹茹、生姜降逆止呕。若病程较久、体质较弱，脾虚胃热者，可用肥儿丸。

（3）并发症治疗。如胆道蛔虫症，可采用镇痛、解痉、驱蛔和控制感染，严重时可外科手术治疗。

（4）饮食疗法。新鲜南瓜子仁 50 克，研烂，加水制成乳剂，加冰糖或蜂蜜，空腹服。或将南瓜子炒黄，碾细末，每次服 30 克，每天 2 次，加白糖开水冲服。

（5）外治疗法。新鲜苦楝皮 200 克，全葱 100 克，胡椒 20 粒。三者共捣烂如泥，加醋 150 毫升，炒热，以纱布包裹，热熨腹部，以痛减为度。用于蛔虫腹痛。

（二）**蛲虫病**

蛲虫病是由蛲虫寄生于人体盲肠、结肠及回肠下段所引起的疾病。临床以夜间肛门周围及会阴部奇痒、睡眠不安并见到蛲虫为特征。发病没有明显的季节性，集体机构 2~9 岁的孩子感染率最高。

1. 临床表现

蛲虫病主要症状是雌虫在肛门周围移行、产卵、刺激局部皮肤，引起会阴部瘙痒，尤以夜间为甚。小儿可于夜间突发惊哭，反复哭闹。亦可因皮肤瘙痒发生皮炎等。

2. 诊断要点

（1）患者有用手抓取食物、吮手指等不良卫生习惯。

（2）以夜间肛门及会阴部奇痒、睡眠不安为主要表现，可出现尿频、遗尿、腹痛等症。大便或肛周可查见 8~13 毫米长白色线状成虫。

（3）实验室检查。因蛲虫不在肠内产卵，故粪检虫卵的阳性率极低。主要用肛门拭纸法检查虫卵。

3. 对症治疗

（1）驱虫治疗。按医嘱服用阿苯达唑、甲苯达唑、复方阿苯达唑等驱虫药物。

（2）中医治疗。以杀虫止痒、结合外治为原则，方药驱虫粉，常用药：使君子、大黄粉以 8∶1 比例混合。每次剂量 1~3 克，每天 3 次，饭前 1 小时吞服，每天总量不超过 12 克。7 天为一疗程。

（3）外治疗法。百部 50 克，苦参 25 克。二者共研细末，加凡士林调成膏状，每晚睡前用温水洗肛门后涂药膏，连用 7 天。

（三） 绦虫病

绦虫病是各种绦虫成虫或幼虫寄生于人体小肠所引起的疾病总称。常见的有猪肉绦虫病和牛肉绦虫病，分别因进食含有活囊尾蚴的猪肉或牛肉而感染。本病以青壮年多见，儿童随年龄增长感染率增高。

1. 临床表现

临床以肛门瘙痒腹痛、泄泻、饮食异常、乏力、大便排出绦虫节片甚至发育迟缓为特征。

2. 诊断要点

（1）有吃生的或未煮熟的猪肉、牛肉的饮食史。

（2）肛门自动逸出或大便排出乳白色扁长如带状的绦虫节片，有腹痛、泄泻、恶心、食欲减退或亢进，以及头痛、头晕、注意力不集中等症状。猪绦虫病合并囊虫病者皮肤肌腠可扪及结节；重者癫痫发作，头痛、恶心呕吐、瘫痪或眼花、视力减退，甚至失明。

（3）实验室检查。通过大便检查发现绦虫卵或绦虫节片可诊断。

此外，怀疑脑囊虫病可做脑 CT、MRI 扫描。眼囊虫病用眼底镜检查易于发现病灶。

3. 对症治疗

（1）驱虫治疗。口服阿苯达唑、氯硝柳胺。

（2）中医辨证治疗。以驱绦下虫、调理脾胃为基本法则，方选驱绦汤。常用药为南瓜子、槟榔。取南瓜子（带壳）50～120 克炒熟去壳，晨起空腹服之，2 小时后取整槟榔 10～40 克打碎水煎，取汁 40～60 毫升，顿服。若无泄泻，半小时后可服泻药，如玄明粉或硫酸镁。

（3）癫痫发作较频繁者，应以抗囊治疗与抗癫痫治疗配合应用。

（4）眼囊尾蚴病应手术治疗，不可采用杀虫治疗，因杀虫后引起炎症反应会加重视力障碍，甚至失明。

愈后防复

应对人和动物中的带囊者和发病者进行定期检查和隔离，特别是饮食业的炊管人员和动物饲养员应更加重视。保持环境和饮水卫生，对粪便做无害化处理。加强个人卫生和饮食卫生，防止病从口入。

第三节

少年儿童常见的传染病

传染病是由于病原体（细菌、病毒或病原虫）引发的疾病。少年儿童传染病的种类很多，主要分为细菌性感染和病毒性感染两大类。其中主要包括水痘、流行性腮腺炎、破伤风、猩红热等。

少年儿童传染病最常见的传染途径主要分为呼吸道传染和消化道传染两种。呼吸道传染病是患者在说话、呼吸、打喷嚏、咳嗽时将病原体播散在空气中，被健康人通过口、鼻吸入体内而感染发病。如白喉、百日咳、肺结核、猩红热等就是典型的病例。消化道传染病是健康的人误服了被污染的食物或水，或用手摸了被污染的玩具后，又吮手指或不洗手就吃东西，使病原体由口腔进入体内。如痢疾、脊髓灰质炎（小儿麻痹）、甲型肝炎等就是典型的病例。

一、水痘

水痘是由水痘-带状疱疹病毒感染引起的急性传染性疾病。水痘临床特征为全身症状轻微和分批出现的皮肤黏膜斑疹、丘疹、疱疹和结痂并存。

水痘的潜伏期一般为 14 ~ 16 天，水痘典型的临床表现如下：

（1）前驱期婴幼儿可无症状或症状轻微，少年可有低热、头痛、流涕、咳嗽等上呼吸道感染症状，并持续 1 ~ 2 天。

（2）出疹期一般经过数小时至 1 天即见皮疹，最初在腹部或背部出现红色小疹点，开始时仅有 1 ~ 2 个，数小时后发展到手腕和腿。一部分变成疱疹，疱疹形态呈椭圆形，周围有红晕，直径 3 ~ 5 毫米。经过 24 小时，水痘的内容物由清亮变混浊，疱壁薄并且容易破，瘙痒感重。3 ~ 4 天后疱疹从中心开始干缩，迅速结痂，多不留瘢痕。从结痂干燥到脱落，一般 20 天左右，这时结痂内已经没有病毒。水痘出疹的特点：连续分批出现，每批历时 1 ~ 6 天，同一部位可以出现不同形状的皮疹，皮疹呈向心性分布，预后不留瘢痕。

未病先防

（1）水痘的传染性强，发现染病者应立即隔离，直至疱疹全部结痂、脱落或出疹 7 天为止。

（2）水痘流行期间，未患过水痘的孩子应尽量少去公共场所。

（3）孩子接触水痘患者后，应在家隔离观察 3 周。

（4）在家隔离的水痘患者，应该完全避免与带有化脓菌的人接触。经常剪指甲，每天更换衣服。

（5）被患儿的呼吸道分泌物或被皮疹内容物污染的被服及用具，可利用暴晒、煮沸、紫外线照射等方法消毒。

（6）室内空气要流通，但要慎避风寒，防止复感外邪。

既病防变

水痘为自限性疾病，一般 10 天左右可以自愈，症状较轻的可不服药，适当休息、调整饮食即可。

少数体质弱或正在使用免疫抑制剂的孩子，应尽快将抑制剂减到生理量或者停药，并尽早使用抗病毒药物，阿昔洛韦是目前治疗水痘-带状疱疹病毒的首选药物。还可以给予人血丙种球蛋白免疫治疗，以减轻症状，缩短病程。

中医认为本病为外感时邪，伤及肺脾，生湿化热，发于肌肤所致。治疗以疏风清热、解毒祛湿为主，根据病情的轻重可分以下两种类型：

（1）风热夹湿证属轻症，症见发热、咳嗽、流涕，水痘红润，分布稀疏，内容物清澈明亮，伴有瘙痒，纳差，二便调和，舌苔薄白，脉浮数。治宜用疏风解表，清热祛湿法。方选银翘散加减。

（2）湿热炽盛证属重症，多见于体质虚弱的患者。发热重，表现为壮热烦渴，唇红面赤，精神萎靡，痘疹稠密色紫暗，内容物混浊不透亮，甚至口腔亦见疱疹，伴有口干欲饮，大便干结，小便短赤，舌苔黄厚而干，脉洪数或滑数。此乃邪盛正笃，湿热毒邪内犯。治疗当加大清热凉血解毒之力。方选加味消毒饮加减。

对水痘患者的护理应注意以下几个方面。

1. 保持皮肤的完整性

（1）室温要适宜，衣被不可过厚，以免增加患者的痒感。

（2）勤为患者更换内衣，防止继发感染。

（3）剪短患者指甲，以免抓伤皮肤。

（4）患者因皮肤瘙痒吵闹时，设法分散注意力，或用温水洗浴、局部涂5%的碳酸氢钠溶液或冰片炉甘石洗剂。疱疹破溃时可用青黛散麻油调后外敷。

2. 病情观察

注意观察患者的精神、体温、食欲等，出现高热时可以物理降温，如冰袋头部降温，或温水洗浴，或口服退热剂，忌用阿司匹林。

3. 饮食宜忌

（1）中医认为水痘是由体内湿热蕴郁、外感时邪所致，所以饮食宜清淡。可进食米汤、牛奶、面条和面包，还可添加适量豆制品、瘦肉等。

（2）在出痘期间，患者可因发热出现大便干燥，此时需要补充足够的水分，多饮水、多吃新鲜水果及蔬菜，如饮用西瓜汁、鲜梨汁、鲜橘汁和番茄汁。多吃带叶子的蔬菜，如白菜、芹菜、菠菜、豆芽菜，带叶子的蔬菜中含有较多的粗纤维，可帮助清除体内积热而通大便。也可吃清热利湿的冬瓜、黄瓜等。

（3）忌食生冷、油腻、辛辣刺激的食物，如辣椒、胡椒、姜和蒜。

（4）忌食发物，如鱼、虾、牛肉、螃蟹、羊肉、香菜、茴香等。

4. 饮食治疗

水痘不同时期的症状不同，所采用的食疗方法也不同。

（1）水痘初期。①红小豆适量煮汤代茶饮或慢火煮粥食用。②冬瓜皮30克或冬瓜子15~30克，加水煎汁，后加冰糖饮用。

（2）水痘中期。淡竹叶30~40克，生石膏45~60克，大米100克左右，冰糖或白糖适量。先将淡竹叶洗净，与生石膏和水同煮30分钟，去渣，将大米放入药汁煮成稀粥，加适量糖调味后食用，每天3次，连服3~5天。

（3）发热已退开始结痂时期。①百合10克，杏仁6克，红小豆60克，三者煮粥食用，连服数天。②将1个梨切成薄片，放在冰镇后的凉开水内，浸泡数天，代茶饮。

愈后防复

参照本病"未病先防"，防止复发。一般患过水痘的孩子具有免疫性，不会再患此病。

二、 流行性腮腺炎

流行性腮腺炎俗称痄腮，是由腮腺炎病毒引起的急性传染性疾病。流行性腮腺炎一年四季均可发病，其中冬春多见。临床以腮腺化脓及疼痛为最主要的特征。

其临床症状为：

（1）潜伏期。一般为 2～3 周，平均 18 天。

（2）前驱期。前驱期很短，一般为 1～2 天。常见的症状有发热、头痛、全身乏力、食欲减退、呕吐等。发热程度不定，多为中等程度发热，也可见高热或低热，甚至正常体温者。体温升高的程度及持续时间与腮腺肿大程度无关。头痛、呕吐轻者可为腮腺炎症状，重者应考虑脑炎的表现。

（3）腮肿期。通常一侧腮腺先肿大，而后另一侧也相继肿大，也可见始终为一侧肿大，甚至无肿大的患者。腮腺肿大的特点是以耳垂为中心，向前、后、下扩大，边缘不清，触之有弹性感，并有轻度压痛，表面皮肤不发红，可有热感，张口及咀嚼时疼痛加重。腮肿 2～3 天达到高峰，然后逐渐缩小。一般 1 周左右消退，有的延长至 2 周，有时颌下腺和舌下腺均可肿大，以前者肿大多见。

未病先防

（1）管理传染源。对患者应采取呼吸道隔离至腮腺肿大完全消退为止。对呼吸道分泌物及其污染物进行消毒处理。

（2）保护易感者。流行性腮腺炎流行时，应尽量避免孩子去公共场所，以防止被传染。一经发现被感染时，要及时隔离治疗，直至腮腺肿大完全消退。与患者有过接触的孩子应连续观察，并用板蓝根 15～20 克水煎服，或板蓝根冲剂每次 1 包，每天 3 次，连服 3～5 天。

既病防变

流行性腮腺炎目前没有特效治疗药物，主要采取对症处理。初期有发热者可服用清热解毒口服液，每次 1 支，每天 3 次。腮肿时加用五福化毒丸，每次 1 丸，每天 2 次；或者用茶水把如意金黄散、紫金锭调成糊状，外敷患处。中药是治疗该病的常用方法，常以普济消毒饮加减，单味药可用板蓝根。

该病中医病名是"痄腮"，因感受风温、毒邪内侵引起。治疗原则是清热解毒、行气活血、消肿散结为主。若无表证而有热象的用清热解毒的普济消毒饮为主，方药为黄连、黄芩、陈皮、甘草、玄参、连翘、板蓝根、马勃、牛蒡子、薄荷、僵蚕、升麻、柴胡、桔梗等。若有毒表证，以解毒透邪的荆防败毒散为主，方药为荆芥、防风、羌活、柴胡、前胡、生甘草、川芎、枳壳、炒麦麸、桔梗、茯苓等，生姜为引，水煎服。

对流行性腮腺炎的日常护理应注意以下几个方面：

1. 口腔护理

保持口腔清洁，多饮水，经常用温盐水漱口，以减轻口腔内残留食物对腮腺的刺激，防止继发感染。

2. 饮食护理

（1）患者常因张口及咀嚼食物时局部疼痛加重而不想吃东西，因此，应给予软质、富于营养、容易咀嚼、易消化食物，如软面汤、肉松稀饭。

（2）可以多吃海带、紫菜或萝卜汤，这些食物有消痰、软坚、散结的作用，有利于腮腺炎的消散。

（3）避免刺激性食物，如蒜、辣椒、胡椒和生葱等，因为食物的刺激会使疼痛加重，同时也会刺激腺体分泌增多。避免酸味食物，包括酸杏、桃、番茄和山楂等，因为酸味食物会引起腺体分泌增加，导致腮肿和疼痛加剧。避免食用海鲜，如鱼、虾、蟹等，此类食物易引起过敏反应。

3. 生活护理

患者在发热期间，应卧床休息。居室空气要流通，避免复感外邪。

愈后防复

该病如治疗不当可引起病毒性脑膜炎和睾丸炎，因此应积极就诊。治愈后参照本病"未病先防"，防止复发。一般患过流行性腮腺炎的孩子具有免疫性，不会再患此病。

三、猩红热

猩红热是一种急性出疹性呼吸道传染病，主要为感染 A 组 β 型溶血性链球菌所致。其临床特征为发热、咽喉肿痛或伴腐烂、全身弥漫性鲜红色皮疹和疹退后明显脱屑。少数患者可出现肝、脾、肾、心肌、淋巴结的炎症性病变。

其潜伏期一般为 2~3 天，长的 5~6 天。主要临床表现为：

病程中可出现以下特征性表现："草莓舌"，疾病初期舌覆白苔，红肿的乳头突出于白苔之外，形似草莓，故称之；2~3 天后白苔开始脱落，舌面光滑呈肉红色，乳头仍凸起，又称为"杨梅舌"；如颜面部仅有充血而无皮疹，口鼻周围充血不明显，相比之下显得发白，称为"口周苍白圈"；如皮肤皱褶、皮疹密集或由于摩擦出血呈紫色线状，称为"线状疹"或"帕氏线"。

需要指出的是，近年来随着抗生素的使用，该病的自然病程受到干扰，症状不典型，常仅有低热、轻度咽痛等症状，皮疹、脱屑等症状较轻，但仍可引起变态反应性并发症，损害心脏、肾及关节。

未病先防

该病主要传染源是猩红热患者和带菌者，通过呼吸、咳嗽、打喷嚏、说话等方式产生的飞沫经呼吸道而传播细菌，也可以通过皮肤伤口传播。预防本病发生的关键在于切断传播途径。

（1）本病流行时，孩子应避免到公共场所活动。

（2）隔离患者住院或家庭隔离至咽拭子培养 3 次阴性，且无化脓性并发症出现，可解除隔离（自治疗日起不少于 7 天）。咽拭子培养持续阳性者应延长隔离期。

（3）儿童机构发现猩红热患者时，应严密观察接触者 7 天。认真进行晨间检查，有条件可做咽拭子培养。对可疑猩红热、咽峡炎患者及带菌者，都应给予隔离治疗。

（4）被患者的呼吸道分泌物或被皮疹内容物污染的被服及用具，可利用暴晒、煮沸、紫外线照射等方法消毒。

（5）室内空气要流通，但要慎避风寒，防止复感外邪。

既病防变

（一）治疗

1. 一般治疗

给予充分的营养、热量。在发热、咽痛期间可给予流质或半流质食物，保持口腔清洁。高热者可给予物理降温或退热药物。抗菌治疗药物首选青霉素，能迅速消灭病原菌，预防和治疗并发症。

2. 中医治疗

中医认为本病为感受疫疠之邪，发病急骤，传变迅速，常卫气同病，气营同病。治疗以清泄邪毒为主。中医辨证分为六型。

（1）邪郁肺卫型。症见恶寒发热、头痛、咽喉红肿疼痛，或见腐烂、皮肤潮红，可见隐约细小点，状如锦纹，舌红、苔薄白或薄黄，脉浮数。治宜辛凉宣透，清热利咽。方选解肌透痧汤加减。

（2）邪郁肺胃型。症见发热重，恶寒轻或无恶寒，咽喉红肿疼痛，可见糜烂，或见呕吐，皮疹显露，少口渴，小便短赤，舌红、苔薄黄，脉数。治以表里双解，清热透疹。方选清咽栀豉汤加减。

（3）痧毒化火型。症见高热烦躁，口渴引饮汗少，咽喉鲜红肿痛，白腐糜烂，吞咽困难，疹赤周密，便秘腹胀，小便短少，舌红、苔黄，脉数。治宜清气泄热，凉膈解毒。方选清心凉膈散加减。

（4）毒炽气营（血）型。症见高热烦躁，口渴引饮，面赤汗出，咽喉肿痛糜烂，甚至阻塞不通，痧疹密布，弥漫全身，色红如丹，成片成斑，甚者色紫如瘀点，舌质红绛或舌红生刺，状如"杨梅舌"，脉数有力。治宜清气凉营，泻火解毒。方选清温败毒饮加减。

（5）余毒损心型。症见低热不退，下午、夜间明显，乏力汗多，胸闷心悸，肢节酸痛，易疲劳，面色白，发热时潮红，舌质淡红、苔薄白或苔少。治以益气养阴，清热宁心。方选炙甘草汤加减。

（6）疹后伤阴型。症见午后潮热，咽喉轻痛，皮疹消退脱屑，干咳无痰，纳少唇干，大便秘结，舌红少津，脉细数。治宜清肺养胃，甘寒生津。方选沙参麦门冬汤加减。

（二）**护理**

1. 日常护理

卧床休息直至疹退后1周，方可下床活动；患者用过的碗筷、衣服、玩具均应煮沸消毒。不能擦洗的物品，可在户外阳光下暴晒5～6小时。痰和鼻涕应吐在纸上烧掉。保持皮肤清洁。疹退后皮肤会脱屑，内衣勤更换，被褥常晒太阳；注意口腔卫生。

2. 病情观察

注意观察患者的精神、体温、食欲等，出现高热时可以物理降温，如冰袋头部降温，或温水洗浴，或口服退热剂。

3. 饮食宜忌

（1）饮食宜清淡、易消化，如米汤、牛奶、面条和面包，还可添加适量豆制品、瘦肉等。

（2）在出疹期间，患者可因发热出现大便干燥，此时需要补充足够的水分，多饮水，多吃新鲜水果及蔬菜，如饮用西瓜汁、鲜梨汁、鲜橘汁和番茄汁。多吃带叶子的蔬菜，如白菜、芹菜、菠菜、豆芽菜，带叶子的蔬菜中含有较多的粗纤维，可帮助清除体内积热而通大便。也可吃清热利湿的冬瓜、黄瓜等。

（3）忌食生冷、油腻、辛辣刺激的食物，如辣椒、胡椒、姜和蒜。

（4）忌食发物，如鱼、虾、牛肉、螃蟹、羊肉、香菜、茴香等。

愈后防复

该病如治疗不当可引起肾炎和心肌炎，因此应积极就诊。治愈后应当参照本病"未病先防"，防止复发。

四、痢疾

痢疾是由于感染痢疾杆菌引起的急性肠道传染病，以发热、腹痛、腹泻、里急后重、大便脓血为主要表现。根据病程的长短可以分为急性、迁延性和慢性菌痢，后两者病程迁延，症状多不典型。本节重点讲述急性菌痢。

急性菌痢按临床表现分为4型，即普通型、轻型、重型和中毒型。

（1）普通型。急性起病，有中度中毒血症表现，发热，体温39～40℃，伴有恶心、呕吐、腹痛、腹泻症状。每天大便10～20次或更多，初为稀便或呈水泻，继呈脓血便，左下腹压痛伴肠鸣音亢进，里急后重明显。严重者发生脱水和代谢性酸中毒。如能及时治疗，可于数天内痊愈。病程1～2周。

（2）轻型。较普通型全身毒血症状和肠道症状表现轻，里急后重等症状不明显，易误诊为肠炎或结肠炎。

（3）重型。症见高热、呕吐、腹痛、里急后重明显，排脓血便，每天达数十次，严重者出现脱水和酸中毒症状。

（4）中毒型。大多发生于2～7岁体质较好的孩子，相当于中医的"疫毒痢"。本型腹泻、呕吐不一定严重，出现也较晚，大便次数不一定很多，性状也未必呈脓血样。而以重度毒血症、休克和中毒性脑炎为主要特点，起病急骤，在腹痛、腹泻尚未出现时，即可有高热、精神萎靡、面色青灰、四肢厥冷、呼吸微弱而浅、反复惊厥、神志不清及甲床毛细血管充盈时间延长等表现，最终可导致呼吸和循环衰竭。病情严重，需高度警惕。

未病先防

（1）搞好环境卫生，加强厕所及粪便管理，消灭苍蝇滋生地。

（2）加强饮食卫生及水源管理，尤其对个体及饮食摊贩做好卫生监督检查工作。

（3）对集体单位及托幼机构的炊事员、保育员应定期检查大便，做细菌培养。

（4）加强卫生教育，人人做到饭前便后洗手，不饮生水、不吃变质和腐烂食物、不吃被苍蝇沾过的食物。

（5）不要暴饮暴食，以免胃肠道抵抗力降低。

既病防变

（一） 治疗

1. 西医治疗

（1）一般治疗。患者要卧床休息、隔离和采用消毒措施。饮食以流食或半流食为主，吐泻、腹胀重的患者可短期禁食。

（2）抗生素治疗。可选用诺氟沙星、庆大霉素、小檗碱和复方新诺明等联合口服，疗程7～10天。

（3）吸附疗法。可给予十六角蒙脱石，其对细菌和毒素有强大的吸附作用，并可抑制细菌生长，还可与黏液蛋白结合并相互作用，加强肠道黏膜屏障作用。

（4）微生态疗法。可用含双歧杆菌制剂。它通过与肠道黏膜上皮细胞结合，起占位性保护作用，抑制细菌入侵，维持肠道微生态平衡。

（5）补液疗法。根据脱水情况决定补液方法和补液量。

中毒型痢疾起病急、变化快、预后差，需及时就诊，积极抢救。

2. 中医治疗

一般来说，痢疾初起，重在祛邪，有解表、导滞、清解、温通、凉血、解毒、开闭、通下等。后期多调理脾胃和气血。久痢则以养阴止痢，或温阳固涩；对虚中夹实者、反复发作者，当斟酌病机，视其虚实缓急施予攻补。中医辨证分型分为疫毒痢、湿热痢、寒湿痢、久痢。

（1）疫毒痢。突起高热，腹痛下痢，口渴呕吐，烦躁谵妄，反复惊厥，神志昏迷，继而面色苍白，肢厥冷汗，呼吸不匀。或初起即高热惊厥而无大便脓血，应做肛拭或灌肠，可发现大便脓血。舌红、苔黄腻，脉由滑数转微弱。治宜清肠解毒，清心开窍，凉肝熄风。出现脱证，当固脱救逆。病情较轻者，方选葛根黄芩黄连汤、大黄黄连泻心汤加减。出现脱证时以四逆汤或独参汤回阳救逆。

（2）湿热痢。发热，下痢赤白黏冻或脓血，初起或为水泻，一两天后便下赤白，里急后重，肛门灼热或坠而不爽，舌苔黄腻，脉滑数。治宜清热导滞，行气和血。方选白头翁汤或葛根黄芩黄连汤加减。

（3）寒湿痢。痢下多白，清稀而腥或纯下白冻，次数较多，饮食不振，肛门后坠，苔白腻，脉沉缓。治宜温中散寒，化湿止痢。方选理中汤合平胃散加减。

（4）久痢。久痢有虚热痢和虚寒痢两大类。无论虚热或是虚寒，均常虚中夹实，且可相互转化。

虚热痢下痢迁延日久，或痢疾后期，午后低热如潮，下痢赤白黏稠，里急后重，量少难下，或虚坐努责，或涩下稠黏，腹中热痛绵绵，心烦口干，形体消瘦，小便短黄，舌质干红或干绛少苔，脉细数。治宜养阴清热，和血止痢。方选驻车丸、梅连汤、黄连阿胶汤加减。

虚寒痢下痢日久，便多黏液白沫，或淡红，或紫晦，甚者滑泄不止，腹痛绵绵不绝，喜温喜按，苔白滑，脉沉细而迟。治宜温补脾胃，散寒止痢。方选真人养脏汤加减。

3. 饮食疗法

（1）生姜9克捣碎后打入1枚鸡蛋，拌匀后蒸熟，空腹顿服，每天2次。主治痢疾初起而兼有恶寒发热表证者。

（2）红糖 60 克，红枣 5 枚，煎汤服，适用于久痢。

4. 外治疗法

大蒜 1 头，研末取汁，加生理盐水 100～200 毫升，灌肠，保留 10～15 分钟，每天 1～2 次。适用于急性菌痢。

（二）　护理

（1）密切观察患者病情变化，如面色、呼吸、血压、瞳孔等。

（2）保持室内安静，病室宜通风。

（3）应给予患者清淡易消化饮食，避免刺激性食物，如蒜、辣椒、胡椒和生葱等。避免食用海鲜易引起过敏反应。

> **愈后防复**

该病如治疗不当可发展成循环衰竭和呼吸衰竭，因此应积极就诊。治愈后参照本病"未病先防"，防止复发。

第四节

少年儿童常见的心理疾病

一、强迫性神经症

强迫性神经症简称强迫症，是以反复出现强迫观念和强迫行为为基本特征的神经官能性疾病。儿童强迫症是强迫症的一类，是一种明知没有必要，但又无法摆脱，反复出现的观念、情绪或行为。在儿童期，强迫行为多于强迫观念，年龄越小这种倾向越明显，本症多见于 10 ~ 12 岁的儿童，患者智力大多正常。

强迫症是一种比较复杂的心理障碍，许多研究者试图从神经生化、遗传学、心理学等途径来探讨这一现象的成因，但到目前为止，还没有一个十分有说服力的解释。强迫症的病因可能与以下因素相关。

（1）与自幼养成的个性特征有关。如胆小谨慎、少年老成，做事优柔寡断，缺乏生活情趣；学习和生活安排井井有条，一丝不苟，但做事喜欢钻牛角尖，不能随机应变，很难适应陌生环境等。

（2）家庭生活环境与强迫动作的发生和发展也有一定关系。如有些家庭生活过于刻板、与社会隔绝、没有生活情趣等。

患强迫症的少年，有以下两个特点：①清楚这些观念和行为完全没有必要，自己却无法控制。②为这些症状常感到苦恼和窘迫，求治心切。

根据临床表现不同将强迫症分为以下几种类型：

1. 强迫观念

即某种联想、观念、回忆或疑虑等反复出现，难以控制。

（1）强迫性怀疑。对自己的行为是否正确，产生不必要的疑虑，要反复核实。比如，出门后怀疑门窗未锁好，反复数次回去检查，不然就会感到焦虑不安。

（2）强迫性追忆。在完成某项需全力以赴的任务时，莫名其妙反复回忆某句歌词、某次与人发生的小摩擦。明知这种回忆毫无意义且分散注意力，但仍不断萦绕在脑海中，而且心里越想摆脱就越难以摆脱。

（3）强迫性想象。如一见到陌生异性走近，就会想象对方要和自己谈恋爱；一路过商店，就觉得马上会有售货员冲出来问自己为什么拿东西不给钱。自己也觉得这种想象荒唐可笑，但只要到此场景仍会出现同样想象。

（4）强迫性忧虑。对自然界或生活中最常见的现象，如"人有男女之分""闪电后有雷雨"等进行反复的思索。

（5）强迫性对立思维。反复出现概念记忆的对立现象。如看到"建设"一词立即引起"破坏"印象，瞥见路牌上的向东标志会觉得是在向西。患者经常提心吊胆，怕说错话、做错事。

2. 强迫动作

强迫动作主要表现为无意义的、刻板的、重复的、仪式化的动作，没有期望什么结果。

（1）强迫洗涤。反复多次洗手或洗其他物品，如无论手是否清洁，一接触某样物体后就必须洗手，即使冬天也要一天洗几十次，洗到手开裂还在洗。少年自己也知道没有这个必要，但无法自制。如果不让他洗就会发脾气，或像丢了东西一般的失魂落魄。

（2）强迫计数。不可控制的数数，如走路时计算走的步数或天天数上学途中看到的电线杆。

（3）强迫仪式。在日常活动之前，必须先做一套有一定程序的动作，如开门后先必退两步，再向屋里走；睡前按照一定的顺序脱去衣物，并按固定的规律放置，否则就会感到不安，而必须重新穿好衣物，再按照程序脱。

3. 强迫意向

在某种场合下，出现一种与当时情形相违背的念头，患者明知不该出现但却不能控制。如走在河边时，突然产生一种想跳到河里的想法，虽未发生相应的行为，但患者十分紧张、恐惧。

4. 强迫情绪

具体表现为强迫性恐惧，恐惧自己情绪会失去控制。如害怕自己会发疯，会做出违法乱纪甚至伤天害理的事，而不是像恐惧症患者对特殊物体、处境等的恐惧。

对诊断是否患有强迫症可参考以下方面：①不可控制地反复出现某种观念、意向或动作，并伴有焦虑和痛苦的情绪体验；②患者明知这些症状不合理、没有必要，却难以摆脱，迫切要求治疗；③患者的工作、学习效率明显下降，对日常生活也产生不良影响；④排除精神分裂症、抑郁症及脑器质性疾病伴发的强迫症状。

未病先防

（1）父母要从小注意对孩子个性的培养。不要对孩子给予过多、过于刻板的要求，特别是父母本人有个性不良者更应注意。

（2）鼓励孩子积极参加集体性活动及文体活动，帮助孩子培养生活中爱好，以建立新的兴奋点来抑制病态的兴奋点。

（3）注重孩子的心理卫生，教会他们对付压力的积极方法和技巧，增强他们的自信心。培养他们不回避困难、敢于承受艰苦和挫折的心理素质，是预防强迫症的关键。

既病防变

（1）采取解释性心理治疗的方法，告诉患者及其家长，强迫症属于神经官能症的一种，不是精神性疾病，不要为此焦虑和紧张。

（2）帮助患者重塑性格。

方法一：引导、鼓励患者发展一些生活爱好（如唱歌、跳舞、书法等）和创造性活动（如制作航空模型等），使其生活多彩化、爱好多样化，逐渐淡化原有强迫观念与行为。

方法二：利用少年在青春期强烈的"自发性集合"倾向（特别希望和同性伙伴一起玩），鼓励他们多和同伴交往，积极参加各种集体活动，为他们创造相互模仿、相互学习的机会。许多少年在这种人际交往中，强迫症状常能不治自愈。

（3）对患病儿童的家长和老师进行行为指导，争取他们的合作。例如，发现儿童的病态症状时，不必过于担心，更不要横加制止甚至任意体罚，这样做往往结果适得其反，强迫观念和症状会加重。

（4）药物治疗对强迫症本身无效，但通过抗焦虑药能使焦虑状况舒缓，通过抗抑郁药减轻抑郁状态，对减轻患者心理压力有很大帮助，因而对强迫症能起到间接治疗之效。

愈后防复

参照本病"未病先防",防止复发。

二、 焦虑症

焦虑症又称为焦虑性神经症,是以广泛和持续性焦虑和反复发作的惊恐不安为主要特征的神经症。神经症是指一类没有任何可证实的实质性基础的精神障碍。有6%～20%的少年儿童患有焦虑症。

我国把焦虑症分为广泛性焦虑和惊恐障碍。广泛性焦虑是以缺乏明确对象和具体内容,表现为紧张不安和提心吊胆,并伴有显著的自主神经症状、肌肉紧张及运动性不安,患者难以忍受而又无法解脱。惊恐障碍是以反复的惊恐发作为主要原发症状的神经症。

未病先防

1. 广泛性焦虑症的临床表现

(1) 精神性不安患者经常或持续存在无明确对象或确定内容的恐惧、担心或害怕。整天心烦意乱,感觉不幸很快就将降临到自己或亲人的头上,但自己却不知道为什么会如此。

(2) 运动性不安患者经常搓手顿足、来回踱步、小动作增多,并常伴有肌紧张症状,如头顶部、枕区的紧迫感。

(3) 躯体症状患者出现以交感神经功能亢进为主要自主神经功能异常的表现:口干、恶心、腹胀、腹泻、胸闷、胸痛、尿频、尿急等。

(4) 过分警觉患者出现惶恐、易惊吓,对外界刺激出现惊跳反应,并常伴有睡眠障碍,如不易入睡、多梦易醒等。

2. 惊恐障碍临床表现

急性发作时,患者出现明显的自主神经症状,如心悸、胸闷、胸痛、四肢麻木、呼吸困难等。患者常有强烈的恐惧感和濒死感。大部分患者发作时间比较短，一般 5～10 分钟即可达到高峰，最多不超过 1 小时即可缓解。发作间歇期可无明显症状。

既病防变

1. 药物治疗

患儿应到正规医疗机构进行治疗，西药品种较多，请在医师的指导下用药，中医对该病的治疗也有一定的疗效。中医认为焦虑与心、肝、脾、肾等脏腑有密切关系。故根据辨证将焦虑分为以下几种类型：

（1）肝气郁结型。以疏肝理气为主，可采用柴胡疏肝散加减。

（2）气郁化火型。以清肝泻火为主，可采用逍遥丸加左金丸加减。

（3）痰气郁结型。以行气化郁、化痰散结为主，可采用半夏厚朴汤加减。

（4）心脾两虚型。以健脾养心、补气行血为主，可采用归脾汤加减。

（5）阴虚火旺型。以滋阴清热为主，可采用滋水清肝饮加减。

2. 心理治疗

（1）支持性心理治疗。医生要给予患者心理支持，要亲切关怀患者，注意倾听患者倾诉，不断鼓舞患者可以使部分症状得到缓解。

（2）行为—认知疗法。主要包括行为疗法和认知疗法两种方法，是目前被证实的治疗焦虑症的最有效的心理治疗方法。行为疗法是通过调节行为本身来减少情绪失调和行为失调；认识疗法是通过改变个人思考模式和评价模式来减少情绪和行为的失调。

（3）放松疗法。主要是通过诱导肌肉放松来缓解焦虑情绪，减少焦虑发作次数。目前应用的技术有很多，如催眠、沉思、生物反馈等，是消除紧张、减轻焦虑的最简单易行、最有效的方法。

愈后防复

参照本病"未病先防"，防止复发。

三、 抑郁症

抑郁症是当今社会人类的常见病和多发病，在世界范围内，有几亿人正在罹患抑郁症，其中相当一部分是青少年。少年抑郁症的患病率正以令人担忧的速度增长，而且发作年龄也越来越低龄化，这样严重的问题必须引起全社会的极大关注。

抑郁症是一种情感障碍，是一种以心情低落、无助无望等为主要表现的心理疾病，它有别于人们日常生活中的情绪低落。其临床表现为：①情绪障碍。显著而持久的情绪低落，对日常生活丧失兴趣，严重者感到绝望无助；精力减退，常感到持续性的疲乏。常伴有消极的观念和自杀行为。②思维缓慢。思维联想速度缓慢，反应迟钝，思考能力下降，患者常感觉思维变慢。③认知功能损害。患者注意力不集中，记忆力减退，学习和工作能力下降。自我评价低，对自己的各个方面都不满意，常将自己过去的小错误、小毛病说成是滔天大错。人际交往困难。④意志活动减退。缺乏动力、懒散、生活自理能力差。⑤躯体症状。患者常出现明显的食欲减退、消瘦、体重减轻的表现；失眠严重、入睡困难、多梦易醒、醒后不能入睡，抑郁症常有晨重夜轻的规律。

导致少年抑郁产生的原因有很多，有生物学方面的因素、有遗传学方面的因素，也有心理学方面的因素，这些因素联合在一起导致了抑郁。具体而言主要有以下五方面的因素：

1. 遗传因素

遗传因素对情绪障碍的发生具有重要的作用。研究表明，父母一方患忧郁症，其子女患病的概率为25%；若父母双方均为忧郁症患者，其子女患病率为50%~75%。其中母亲患抑郁症对少年的影响更大，而且母亲抑郁对女儿的影响较儿子更为明显。

2. 生物化学因素

研究发现抑郁症的发生与脑内的去甲肾上腺素和5-羟色胺的代谢障

碍有关，抑郁的发生与单胺类神经递质不足有密切关系。

3. 创伤性事件的影响

少年抑郁与各种创伤性事件相关，包括家庭或社会暴力、丧失亲人、人际关系紧张、经济困难、父母离异等。少年心智不是很成熟，很难承受这些创伤性事件的打击，往往能够直接使其罹患抑郁症。

4. 累积的有害不良体验

累积的有害不良体验包括童年早期的不幸经历和负面的生活事件，这些不良的体验都会增加少年患抑郁症的危险。对于少年而言，生活的大部分时间都是在学校中度过的，它是少年的学识和情绪发展的一个重要场所，同时也有可能是消极生活事件的来源地。学业成绩和人际交往较差的学生往往使其得到较差的同伴关系和较低的评价，使得与学校相关的应急事件增加，如果少年再有消极思想很容易使其产生抑郁。童年早期的不幸生活经历容易使少年感受到生活压力的影响，更容易产生强烈的紧张性刺激，这些刺激也容易导致抑郁的发生。

5. 个人认知特征的影响

不同的个体即使遭遇相同的不幸也会有不同的反应。心理学家认为个体之所以容易受抑郁的影响是因为他们通常对中性的事件进行悲观的归因。这类个体通常把已定性的事件归结为内在的、稳定的、普通的原因，是无法通过自身努力能改变和摆脱的。悲观的归因风格与消极的生活事件相互作用，很容易导致少年出现悲观情绪。

未病先防

少年大部分时间处于求学阶段，很大一部分时间是在学校中度过的，因此首先应该从改善学校环境来预防抑郁。学校环境改善后可以减少与学校相关的消极事件的影响。其次向少年传授人际关系知识，提高其社交能力，帮助少年建立良好的同伴关系。再次要向少年讲授认识技能，改变其消极的性格，促使其对中性事件进行积极归因。最后帮助少年建立良好的生活习惯，早睡早起，保持身心愉快，以愉快的心情面对每一天。

既病防变

1. 药物治疗

抗抑郁的药物有很多种，主要用于治疗抑郁症和各种抑郁状态包括单胺氧化酶抑制剂和三环类抗抑郁药。

此类药物可有口干、视力模糊、便秘、嗜睡、血压降低等不良反应，故药物副作用反应较重的患者，要减量、停药或换用其他药物。

2. 阳光疗法

阳光疗法最适合治疗季节性抑郁症，很多人的病态在季节转换时会有所发展，表现为冷淡消沉、无精打采、工作学习效率下降。研究证实阳光是很好的天然抗抑郁药物，尤其是早晨的阳光，因此患者可坚持每天早上散步 30～60 分钟。

3. 体育疗法

有氧运动会给人一种轻松和自己做主的感觉，有助于克服忧郁症患者的孤独感，但是锻炼必须有一定的强度、持续时间和频率，才能达到预期效果。在经医生同意后，患者可以进行跑步、跳绳等运动，每周至少 3 次，每次持续 15～20 分钟。或者进行慢走，每天在 15 分钟内步行 1 500 米，以后逐渐加大距离，直到 45 分钟走完 4 500 米。

4. 营养疗法

食物中的维生素和氨基酸对人的精神健康具有重要的影响，如果缺乏某种单一的营养物质可引起忧郁症。因此，建议多摄取含维生素 B 较多的食物，如粗粮、鱼等，还可服用一定剂量的复合维生素。

5. 心理治疗

通过行为—认知疗法帮助患者改变不适当的认识或思考习惯。

愈后防复

参照本病"未病先防",以防复发。

四、 癔症

癔症是一种常见的精神障碍,是由心理因素或暗示作用而引起的一组综合病症,主要表现为抽搐发作、瘫痪等躯体障碍或大哭大闹、意识障碍等精神障碍,这些障碍起病突然、持续时间短,却没有器质性病变的基础。癔症在青春期少年中的发病率比较高,通常是其他年龄段的 3 ~ 4 倍,女孩明显高于男孩。

癔症的病因比较复杂,与以下因素有关。

1. 遗传因素

研究资料表明,癔症患者近亲中本病发生率为 1.7% ~ 7.3%,较一般人群高,因此本病有一定的遗传倾向。

2. 病态人格

癔症少年本身的性格特征是癔症的主要致病因素,这些性格特征是:

(1)高度情感性。平时比较任性,敏感多疑,常因琐事而发脾气或哭泣。情感反应过分强烈,易从一个极端走向另一个极端,对人对事也易感情用事。

(2)高度暗示性。很容易受到周围人的言语、态度和行动的影响,并产生相应的联想和反应。暗示性还包括自我暗示性,即很轻易接受自己的某种主观感觉的支配。例如,摔跤后,其实并没有受伤,但自己主观臆断是骨折了,在这种自我暗示下可立即导致全身瘫软。

(3)高度的自我显示性。以自我为中心,往往过分夸耀和显示自己,喜欢成为大家关注的焦点。

(4)丰富幻想性。判断一件事情的是非曲直主要凭当时的情绪,如果当时的心情舒畅,看什么都顺眼;如果当时的心情不舒畅,再好的事情也反对。同时富于幻想，其幻想内容生动，在强烈情感影响下易把现实的事情与自己幻想的内容混淆，以至连自己也搞不清哪些是真实的，哪些是幻想的，很容易给人说谎的印象。

3. 精神因素

多由急性精神性刺激引起，也可由持久的难以解决的人际关系矛盾或内心痛苦引起。

4. 躯体因素

在躯体有疾病或身体状况不佳时，大脑皮层功能减弱而引发癔症。如颅脑外伤、妊娠期或月经期等。

癔症的主要症状分两大类：躯体障碍和情绪障碍。

1. 躯体障碍主要表现

（1）视听障碍。发病时患者会诉说自己突然失明，或是看不清其他的东西；有的则在精神受到打击时感到自己听不见任何东西。但仔细检查发现他的视力、听力并没有任何问题。

（2）感觉麻木。发病时会感觉自己的一半身体从头到脚都麻木，但他的麻木区域与神经分布状况并不相符。

（3）抽搐发作。发作时突然倒地、全身僵直、角弓反张、四肢抽搐、呼吸急促，10分钟左右多可自行缓解。但发作时不会跌伤，没有大小便失禁，更不会咬伤自己的舌头和嘴唇，与癫痫发作有明显不同。

（4）瘫痪。瘫痪为一过性的，症状有轻有重，轻者可活动，重者则完全不能动，但没有肌肉的萎缩。

2. 情绪障碍主要表现

（1）大哭大闹。常由受到精神刺激后诱发，表现为或大哭大笑，或声嘶力竭地发泄自己的愤怒，甚至扯头发、撕衣服、捶胸顿足、满地打滚。有围观时表现更为剧烈，发作时间与周围人的暗示有关。

（2）意识障碍。发作时或僵卧床上、地下，推之不动，呼之不应，表现为木僵型意识障碍。或像在演戏，大声歌唱或演讲，内容与内心的痛苦与郁闷有关，表现为朦胧型意识障碍。

（3）遗忘。表现为患者精神受一点轻微刺激后，突然对生活中的某段重要经历部分遗忘，少数人则为完全遗忘，甚至连自己的姓名、住址均不能回忆。那段经历往往是痛苦的，持续时间也长短不一。

需要强调的是，无论是躯体障碍或精神障碍，表现都多种多样，但具体到某一患病的少年，一般只有上述一或两种表现，而且每次发作时的表现基本相似。

未病先防

癔症一般好发于少年，尤其是女性，因女性普遍存在着好幻想、易动情、意志较脆弱、暗示性较高的心理特点，如果在其成长过程中，父母过于宠溺或其他不良环境因素的影响，使其形成任性、孤僻或自我显示、好出风头、以感情代替理智、以幻想代替现实的性格缺陷，那么，一旦其人生过高的要求不能如愿，或生活发生重大变故，或受到恐吓、误解、侮辱、委屈等，就会使其心理承受能力崩溃，导致癔症的产生。

既病防变

1. 心理治疗

以心理治疗为主，可选用认知疗法、暗示疗法、催眠疗法等。

（1）认知疗法。通过说服、教育和保证等方法，帮助患者改善人际关系，提高社会适应能力，力争完全控制复发。

（2）暗示疗法。用肯定而有信心的言语指导和鼓励患者，提高其信心，避免周围的负面影响。

（3）催眠疗法。在催眠状态下，通过揭示矛盾、暴露隐私和发泄欲望并且加以解释和疏导，也能获得较好的效果。

2. 药物治疗

癔症发作时，若患者意识障碍较深，不易接受暗示治疗，可到医院就诊，进行药物治疗。

3. 物理治疗

行为疗法，对患者进行功能训练，适用于暗示治疗无效的肢体或言语有障碍病例。中药、电针或针刺等治疗可收到较好的疗效，在治疗时如能加以言语暗示，则效果更佳。痉挛发作、朦胧状态、昏睡状态、木僵状态的患者，可针刺人中、合谷、内关等穴位，均用较强刺激或通电加强刺激。对瘫痪、呃逆、呕吐等症状，以直流感应电兴奋治疗或针刺治疗。对失声、耳聋症等，也可用电刺激、电兴奋治疗。

4. 急救措施

（1）癔症发作时，首先要保持镇静，将患者安置在肃静的房间，不要惊慌。尤其不能谈论病情，以免患者听了更不易恢复常态。

（2）用语言暗示，对患者进行诱导，告诉患者此病并不严重，不需要担心。千万不要让过多的人探望患者，这样会使暗示达不到预期的效果。

（3）必要时可服用镇静药，或给予适当的针灸治疗，让其安静入睡。

癔症过后，要多做细致的思想开导，并且给予热情的关怀，劝患者心胸开阔，不计较小事，以防再次发作。

愈后防复

参照本病"未病先防"，以防复发。